JN017102

Maternity Diagnosis Guidebook

マタニティ診断ガイドブック

編集
日本助産診断実践学会

執筆
齋藤　益子　関西国際大学保健医療学部 教授
濱嵜真由美　宮崎県立看護大学別科助産専攻 教授
岩﨑　和代　中京学院大学看護学部 特任教授
稲井　洋子　埼玉医科大学短期大学専攻科 教授
ケニヨン充子　関東学院大学看護学部 准教授
中嶋　　彩　東寿会 東峯婦人クリニック 東峯サライ副所長
弘末　睦子　康心会汐見台病院 看護課長
福島　恭子　静岡県立大学看護学部 講師
松永　佳子　東京慈恵会医科大学医学部看護学科 教授
間中　伴子　東京純心大学看護学部 教授

医学書院

マタニティ診断ガイドブック
発　行　2004年 6月15日　第1版第1刷
　　　　2006年 9月 1日　第1版第4刷
　　　　2007年 6月 1日　第2版第1刷
　　　　2009年 4月15日　第2版第4刷
　　　　2010年 3月 1日　第3版第1刷
　　　　2012年 6月 1日　第3版第4刷
　　　　2013年 2月15日　第4版第1刷
　　　　2015年 5月 1日　第4版第4刷
　　　　2015年12月 1日　第5版第1刷
　　　　2019年11月 1日　第5版第5刷
　　　　2020年12月15日　第6版第1刷©
　　　　2023年12月 1日　第6版第4刷
編　集　日本助産診断実践学会
発行者　株式会社　医学書院
　　　　代表取締役　金原　俊
　　　　〒113-8719　東京都文京区本郷1-28-23
　　　　電話　03-3817-5600(社内案内)
印刷・製本　三報社印刷

ISBN978-4-260-04329-8

第６版の序

1990年，助産師教育課程に助産診断学が組み込まれたのを契機に，東京都内および近県の助産師教育機関教務主任部会で助産診断の確立を目指して検討を始めました．その主任部会でのメンバーを中心として1997年12月に日本助産診断・実践研究会を設立し，毎月の研究会で妊娠期から新生児期までの診断名の開発・検討を重ねてきました．開発した診断名を日本助産学会などで発表し，臨床と教育の双方の現場からの意見を伺いながら，約14年の熟成期間を経て2004年に本書の初版を出版することができました．それから早くも15年余りが経過し，その間，内容のブラッシュアップに努め，時代に即したものになるように改訂を重ねて，今回第6版を発行することができました．

今回の改訂では，編集母体を日本助産診断・実践研究会から，日本助産診断実践学会と学会組織にして，科学的根拠をもった診断名の精選に努めています．日本助産診断実践学会は研究会を発展的に解消して2018年に設立しました．研究会のメンバーの多くは学会の理事として継続して編集にかかわっています．

また，改訂するにあたっては，いくつかの見直しをしています．1つは妊娠期と産褥期の健康生活診断名と診断指標を，信頼性・妥当性を検証することによって新たな尺度として組み直したことです．これまでの経緯では言葉の意味づけをしていくなかで，試行錯誤していた指標が因子分析によって整理されました．診断名の表現も「している」「できている」という表現を「良好」「適切」と明確にして，記載しやすい表現にしました．また，妊娠・分娩・産褥期に共通する指標に合わせて，各期の特徴的な指標を追加しました．

2つ目は経過診断の整理で，妊娠期と産褥期は母体の状態の類型に診断名をまとめて，類型の整理をしました．分娩期の経過診断は，分娩期に特徴的な骨産道・軟産道，娩出力，胎児という分娩三要素を確実に診断できるよう整理しました．分娩期の類型は妊娠期・産褥期の類型とは異なりますが，分娩期の特徴が示せたと思っています．

3つ目は新たに産後期を追加したことです．2019年12月に母子保健法が改定され，産後ケアの充実が求められています．産後期にかかわる看護職が対象の母子を確実に診断でき，必要なケアの提供ができるように地域で生活する視点から診断名を開発しました．2018年からの短い期間に，最初に作成した診断名を首都圏の助産師を対象に調査し，2019年の第2回日本助産診断実践学会のワークショップで意見交換した後，メンバー間で再度吟味し，編集委員で見直して加筆修正して作り上げたものです．今回，本書で初めて公表しますので，産後ケアを推進されている施設で是非とも使用していただきたいと思っています．

現在，NANDA-Iに診断名を6つ登録していますが，今後も新しい診断名を申請できるように検討を続けていく予定です．

本書は，新しい診断名を入れて生まれ変わりました．これまで以上に活用していただき，忌憚のないご意見・ご提案をいただければ幸いです．

2020年11月

日本助産診断実践学会　理事長
著者代表　**齋藤 益子**

初版の序

看護診断がアメリカからわが国に紹介されたのは1980年代のことでした．その後今日まで，看護診断は看護過程の一段階としての位置づけのもと，教育と臨床の双方の場で活用されてきています．

「NANDA」に代表される看護診断は，健康障害者を対象とした実在型あるいはリスク型看護診断が一般的です．

しかし，助産や母性看護領域で用いられる看護診断はウエルネス型であり，NANDAの看護診断でも診断名はほとんど開発されていません．

IT時代を迎え，カルテも電子化が進む中，医療者間で理解しあえ共有できる診断名がないことは，チーム医療が基本となる昨今，致命的であり，実際に病院の産科関係の病棟では困惑している状況にあります．

平成9年の保健婦助産婦看護婦学校養成所指定規則による教育課程の改正を機に，有志が集まって「日本助産診断・実践研究会」を立ち上げました．助産診断を中心にウエルネス型看護診断の開発に取り組み始め，今日に至っています．

このほど，助産・母性看護領域の核となるマタニティ・サイクルにおける助産診断類型と診断名の開発を一応完了させることができました．

まだまだ不十分ではありますが，世に問うことによって妥当性を検証していただき，更に内容の精度を高めていきたいと願っています．

2004年5月

日本助産診断・実践研究会

代表　**青木 康子**

本書のねらい

本書を主に使用されるのは，助産・母性看護の領域を学ぶ学生の皆様や担当される教員の方々，および臨床で実践活動に従事されている助産師の皆様だと思います．

助産・母性看護領域における実践のほとんどは，対象者が母子と家族であり，妊娠期・分娩期・産褥期・新生児期・産後期という周産期へのかかわりが中心になります．しかし，人間の生活の営みとしての子どもを産み育てることに対する支援は，妊娠前，さらには思春期からすでに始まっており，産み終えた後の更年期・老年期まで継続する「人間の性と生殖」にかかわります．それは，病気をもつ人に対する顕在化している問題に対する支援ではなく，健康の保持増進を図る支援として，リ・プロダクティブヘルス/ライツの理念のもとに行われる支援活動です．それにはライフサイクルの各期に応じて，その期をよりよい状態で経過できるように，対象者の健康生活に対する意識や行動がどのようになされているのかを査定し，よりよい生活に改善するために必要なことをともに考える教育・相談活動が多くなります．対象者を全人的に，個別性を重視して捉えるためには，あらゆる角度から対象者を観る視点が重要になります．そのアセスメントする際の重要なキーワードを整理したのが，本書だと思います．

また，診断指標の理論的根拠や標準値なども紹介させていただいています．マタニティ・サイクルの対象者である妊婦・産婦・褥婦・新生児，そして産後の母子への支援の手引書として，常に手元に置いて，ご活用いただくことを期待しています．

また，助産学を学ぶ学生の皆様にとって，助産過程の展開は大変重要です．本書とともに『実践マタニティ診断 第5版』(2021年春発行予定)を活用していただくことで，診断名の付け方や，具体的な事例の展開を学べます．妊産婦や新生児，そして，産後の家族への支援の方向性を本書からみいだし，助産実践がより質の高いものになり，妊産婦が満足できる支援が行えることを祈念しています．

本書を活用いただくにあたって

マタニティ診断は，妊娠・分娩・産褥各期(マタニティ・サイクル)と新生児期，および産後期の母児を対象とした看護診断です．看護診断は，対象者に対する的確な看護実践の根拠となるものであり，本書は対象に応じた正確な診断を導き出すための手引書です．

❶マタニティ診断と看護診断のタイプ

看護診断のタイプを明確に分類し，定義づけているのはNANDA-Iです．NANDA-Iでは，問題焦点型・ヘルスプロモーション型・リスク型・シンドロームの4つに分類されています．2012年までNANDA-Iにはウエルネス型もありましたが，ヘルスプロモーション型に包含されました．

ヘルスプロモーション型の定義は，「安寧の増大や人間の健康の可能性の実現に関する意欲と願望についての臨床判断である．反応は特定の健康行動強化へのレディネスとなって表れ，どのような健康状態でも使うことができる．健康行動強化へのレディネスを表現できないクライアントの場合，看護師はヘルスプロモーションに向けた状態を見きわめ，クライアントのために行動できる．ヘルスプロモーション反応は，個人・家族・集団・地域社会(コミュニティ)に存在する」となっています(『NANDA-I看護診断　定義と分類2018-2020』，p8より)．この定義により，マタニティ診断はヘルスプロモーション型に該当します．

なお，NANDA-Iでは領域が13区分されており，ヘルスプロモーションは領域1に位置付けられています．私たちは本書の一部の診断をNANDA-Iに提出し，6つの診断名が登録されました．それは〈非効果的パートナーシップ〉〈パートナーシップ促進準備状態〉〈非効果的パートナーシップリスク状態〉と〈非効果的出産育児行動〉〈出産育児行動促進準備状態〉〈非効果的出産育児行動リスク状態〉です．マタニティ診断はヘルスプロモーション型にあたりますが，私たちが開発した診断名の〈パートナーシップ〉は領域7の《役割関係》に，〈出産育児行動〉は領域8の《セクシュアリティ》に属しています．

マタニティ診断は，出産前後の個人や家族のもつ発達課題の達成，よりよい健康生活への変容を目指して行うものです．また，従来のウエルネス型看護診断の定義，「個人・家族・地域社会のウエルネス(健康)のレベルに対する人間の反応を記述するもの」に照らし合わせますと，マタニティ診断はウエルネス型看護診断の代表といっても過言ではありません．

❷ マタニティ診断のプロセス

マタニティ・サイクルにおける診断のプロセスは，他領域の看護診断と同様に，診断過程と実践過程に大別できます．診断過程には収集した情報を分析・解釈して仕分け・統合し，診断指標と照合して診断名をつけるまでのプロセスがあります．実践過程は，診断に基づいて目標を設定してケア計画を立案し，優先順位を定めてケアを実施し，その結果に応じて計画を修正するというプロセスです．看護過程の展開と変わりありません．目標については，期待される成果であって，そこには，ケア対象と看護職との協同でなされることを意識する必要があります．

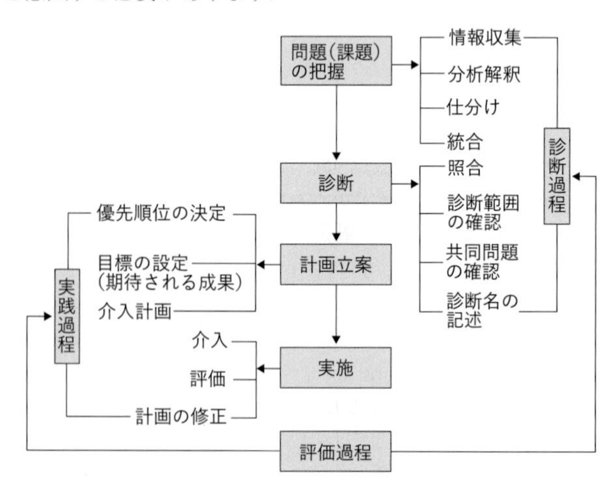

❸ マタニティ診断における情報

① **情報源**：本人(妊産褥婦)，パートナー，家族，記録類(母子健康手帳，問診票，外来カルテ，看護記録，診療記録，画像や検査の結果記録など)

② **情報の種類**

- **基礎情報**　属性(姓名，住所，性別，年齢，職業，結婚歴など)，月経歴，妊娠分娩歴，病歴(既往疾患，手術歴，輸血歴など)，体型(身長，体重，肥満度など)，妊娠や出産への関心度，生活習慣，住居環境，人的環境(パートナーの属性や健康状態，出産への関心度，キーパーソンの有無など)
- **初期情報**　初回の面接，診察時などで得られた情報
- **追加情報**　再度の面接や診察時などに得られた情報
- **主観的情報**　対象者本人が直接訴えた情報(主訴)
- **客観的情報**　診察，観察，測定，検査などで得られた情報

③ **収集の方法**：面接，観察，測定，検査，検索，照会など．一般にフェイスシート，アセスメントツール，データベース用紙などを用いて行うことが多い．

❹診断類型

経過診断は生理的変化に伴い，また健康生活診断は健康な生活を送るうえで必要な側面に沿って各々に類型を設けました．

経過診断の類型は，従来から助産師や医師が行っていた診断を基盤とし，妊娠期から産後期までの各期の経過に沿って分類しました．各期で経過は異なりますが，経過をみる視点として，妊娠期から産褥期までは母体の状態，妊娠期と分娩期は胎児の状態など共通する類型もあります．

健康生活診断の類型は，対象(妊産婦・児・パートナーなど)の行動変容を支援する立場の視点から，生活行動を基本的生活行動(食事や排泄，清潔など)，精神･心理的生活行動(情緒，価値など)，社会的生活行動(関係，役割など)，出産育児行動の 4 つに分類しています．新生児期は生活行動が母親に依存している状態であり，類型が他の期と大きく異なっています．

❺ 診断名と診断指標

マタニティ診断も看護診断の構成要素と同様に診断名，定義，診断指標でまとめています．基本的に妊娠・出産などのマタニティサイクルは病気ではないので，危険因子，関連因子はあげていません．

- **診断名**：診断に対する名称であり，関連する手がかりのパターンを表す簡潔な用語あるいは語句で，修飾語句を含むこともあると定義されています．つまり医学診断のように熟語でなくもよいということです．
- **定義**：明確で正確な説明であり，その意味を的確に描出し，類似の診断との区別に役立つとされており，本書でもそのように努めています．
- **診断指標**：診断の所見としてまとまった観察可能な手がかり/推論．看護職が目で見ることができるものだけを意味するのではなく，見る，聞く(例:患者/家族からの話)，触る，嗅ぐことができるものも含まれると注釈されています．本書でもこの点については，十分留意して指標を掲げています．また，診断するにあたっての指標の優先度・重要度については一応考慮していますが，今後，さらに検討する必要があると考えています．

❻ 診断名とその表現

診断名は明確でわかりやすい表現にしました．その表現については，経過診断では，

- **良好**：時期に応じた生理的経過を示している場合に用いる．
- **要経過観察**：しばらくあるいは次回診察時まで経過をみたい場合に用いる．
- **要精査**：生理的な経過を逸脱し，医師の診断が必要となる場合に用いる．

の3段階としました．

健康生活診断では「適切または良好」「要支援」の2段階としました．第5版までは，「している」「できている」「とれている」「みいだしている」などの表現を多く用いていましたが，本書では基本的に「適切」「良好」と明確な表現にしました．

- **「適切」や「良好」と診断した場合**：その時期に必要な標準的な指導やケアを行う．
- **「要支援」と診断した場合**：支援を必要と判断した事項(たと

えば欠食，キーパーソンなし，児と姉·兄との関係不足など)を明示し，その事項について優先的に指導やケアを行う．

❼要精査の診断における共通・共同診断としての臨床推論

マタニティ診断の経過診断名は，医師との共同で用いることができます．妊産婦の経過診断が「良好」の場合，助産師は独自の判断で助産実践ができます．しかし，医師が常時いる周産期センターや病院と，医師がいない助産院ではおのずと助産師の実践は異なり，前者では経過診断を医師に委ねることもあります．正常な経過の妊産婦の診断は必ずしも医師と助産師の両方がかかわるものではないため，施設の特性により医師と助産師とで役割(業務)を分担することになります．その際，医師と助産師の診断レベルは同じでありたいものです．

医師と助産師が妊産婦への介入を共同で行うには，共通言語が必要です．その意味で，医師にも助産診断名を理解していただきたいです．特に，「要経過観察」「要精査」の診断名は，医師と助産師の共通の診断名としてぜひ臨床に定着させたいと思っています．特に「要精査」の診断名を付けた際には，助産師も臨床推論を活用する必要があります．

これまで助産師は異常徴候が見られたら医師に委ねて，正常のみを自分たちの業務としてきた感があります．しかし，看護師の資格をもつわが国の助産師は，異常に移行しても，情報を収集し，どのような経過をたどるのか，どのような原因が考えられるのか仮説を立て，それらを検証して確定診断を行い，医師とともに支援することが求められます．

また，妊娠中の胎児の発育の診断には超音波診断が使われるようになり，現在は医師の役割になっていますが，今後は諸外国で行われているように画像撮影をオーダーし，専門の超音波技師が画像を描出し，結果を医師や助産師が診て診断するようになることも予想されます．このときも助産師に臨床推論のプロセスが必要になってくるでしょう．

●臨床推論のプロセス

第 1 段階　情報収集
①妊産婦の主訴を聞く → 予測診断し鑑別疾患を列記
②予測診断に関連する情報の収集．必要時は検査の実施
③鑑別疾患を排除するための情報の収集

第 2 段階　仮説の設定
考えられる疾患や問題を抽出

第 3 段階　仮説の検証 → 確定診断
▸意図的な追加情報と身体診察・検査で絞り込む
▸仮説が正しいことを決定 → 確定診断．仮説が棄却 → 除外診断
▸除外 → 次の仮説 → 追加情報の収集 → 確定するまで繰り返す

第 4 段階　治療や介入方法の決定
専門分野の医師に相談．方針の決定 → 実施

❽ 産後期の診断名の追加

今回，産後期の診断名を新たに開発して追加しました．産褥期との区別として，産後期を「1 か月健診後から 4 か月まで」と定義しました．産後期を 4 か月までとした根拠は以下のとおりです．

① こんにちは赤ちゃん事業の対象が 4 か月までになっていること
② 2022 年から施行される助産師教育の新カリキュラムにおいて，産後 4 か月までを助産師のケアの対象としていること

産後期の英語表現は post-delivery として，産褥期 puerperium と区別しました．

❾ 用語の定義

語句	定義
パートナー	法的に婚姻している夫に限らず，特定の関係にある人
キーパーソン	妊産褥婦にとって，信頼して相談できる人であり，影響力をもち，問題解決の鍵を握る人
家族	血縁関係，法的な関係，情緒的な関係によって結ばれた構成員からなる社会的な単位または集合体
出生直後	出生後まもない状態で，胎外生活への適応過程にある時期
室内環境	新生児が 1 日のほとんどの時間を過ごしている室内の環境
寝床内環境	新生児が臥床している寝具内の物理的環境
人的環境	新生児に接し種々の影響を与えている人々
産褥期	出産後から 1 か月健診まで
産後期	1 か月健診後から 4 か月まで

⑩ 診断指標の根拠および参考資料

本書では診断指標の裏付けとなる定説や標準，データや資料を掲載していますが，経過診断に関しては得られやすいのに対して，健康生活診断の裏付け，特に精神・心理的行動や社会的生活行動に関する標準・参考資料は少ない現状にあります．今回，新しいものを追加しておりますが，今後は診断の根拠とエビデンスを蓄積することも求められます．

⑪ 診断名のコード番号

本書では，電子カルテにも対応しやすいように各診断名にコード番号を付しています．各コード番号の最初のアルファベットは時期(G：妊娠期，L：分娩期，P：産褥期，N：新生児期)，2番目のアルファベットは経過診断(P)か健康生活診断(H)かを示しています．今回追加した産後期は，産褥期との違いを明確にするめために，経過診断をPDP，健康生活診断をPDHとしています．

GP：妊娠期の経過診断　　GH：妊娠期の健康生活診断
LP：分娩期の経過診断　　LH：分娩期の健康生活診断
PP：産褥期の経過診断　　PH：産褥期の健康生活診断
NP：新生児期の経過診断　　NH：新生児期の健康生活診断
PDP：産後期の経過診断　　PDH：産後期の健康生活診断

期別
G：Gestation
L：Labor
P：Puerperium
N：Neonate
PD：Post-Delivery

経過・健康生活
P：Progress
H：Health

本書は 1997 年 12 月に設立された日本助産診断・実践研究会での活動をもとに改訂を行っています．これまでの研究会の功績を称えて，ここにメンバーの方々のお名前を記します．

青木康子，岩﨑和代，大野友子，片山美都子，菊地敦子，
熊澤美奈好，小山厚子，齋藤益子，関島英子，柴田眞理子，
濱嵜真由美，弘末睦子，山﨑トヨ，横尾真理子，渡辺久枝

目次

● 妊娠期のマタニティ診断

妊娠期の経過診断(GP)　5 類型と 29 の診断名

妊娠期の健康生活診断(GH) 4類型と40の診断名

● 分娩期のマタニティ診断

分娩期の経過診断(LP) 9類型と53の診断名

分娩期の健康生活診断(LH) 4 類型と 26 の診断名

産褥期のマタニティ診断

産褥期の経過診断(PP) 2類型と10の診断名

産褥期の健康生活診断(PH) 4類型と36の診断名

● 新生児期のマタニティ診断

新生児期の経過診断(NP)　4類型と16の診断名

新生児期の健康生活診断(NH) 2類型と12の診断名

産後期のマタニティ診断

産後期の経過診断(PDP) 4類型と14の診断名

産後期の健康生活診断(PDH)　3類型と14の診断名

妊娠期
の
マタニティ診断

類型1 妊娠の確定

GP 111 妊娠している

定義 子宮内に妊娠が確認できた状態

診断指標

① 月経が予定された日より遅れている
② 基礎体温の高温相が3週間以上持続している
③ 尿検査で妊娠反応が確認できる
④ 内診により妊娠の徴候(ヘガール徴候，ピスカチェック徴候など)が確認できる
⑤ 超音波画像で子宮内に胎嚢，胎児が確認できる
⑥ 超音波画像で胎児心拍動が確認できる
⑦ 胎児心音が聴取できる

GP 112 妊娠している 要経過観察

診断指標の一部に合致しない点がみられるが，しばらく様子をみたい時に用いる

GP 113 妊娠している 要精査

診断指標の全部あるいは一部に逸脱があり，異常・疾病が疑われ，医師の診断を要する状態の時に用いる

例 □異所性妊娠
□胞状奇胎

●妊娠の徴候と確定診断

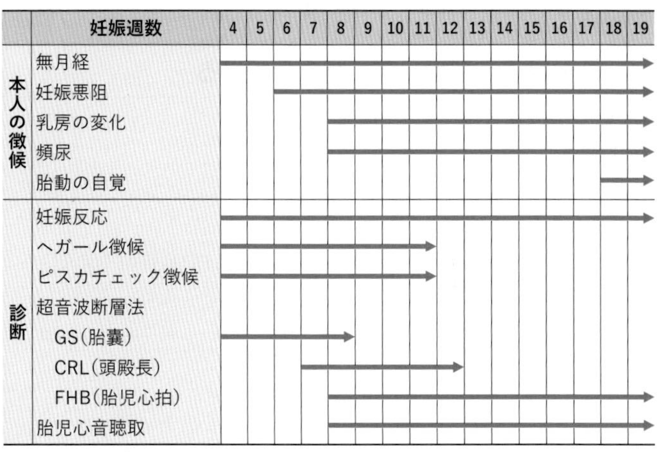

GS：gestational sac
CRL：crown-rump length
FHB：fetal heart beat

類型 2 分娩予定日・妊娠時期

GP 210 分娩予定日は○年○月○日である

定義 算定基準を用いて算出・推計した日

診断指標

① 最終月経第 1 日から 280 日目
② 排卵日から 266 日目
③ 超音波画像による測定値(CRL，BPD，FL)から推計した日

CRL：crownrump length，頭殿長
BPD：biparietal diameter，児頭大横径
FL：femur length，大腿骨長

●分娩予定日の算出法

最終月経から算定する方法：Naegele(ネーゲレ)概算法
1) 最終月経を含む月に 9 を加えるか，3 を引く，それが分娩予定日の月となる． 2) 最終月経の初日に 7 日を加えて分娩予定日の日とする．
基礎体温排卵日より判定する方法
基礎体温排卵日と思われる日に 266 日(280 日－14 日)を加える． 具体的には，排卵日の月に 8 を加え，日に 24 を加えて分娩予定日を算出する．

GP 220 妊娠○週○日である

定義 算定基準を用いて算出・推計した妊娠週数

診断指標

① 分娩予定日から算出した週数
② 最終月経から算出した週数
③ 超音波画像による測定値から推計した週数
④ 子宮底長(高さ)から推定した週数
⑤ 胎動初覚から推定した週数

●妊娠期間の呼び方と分娩の種類

<table>
<tr><th>妊娠週数(週)</th><td>0</td><td>1</td><td>2</td><td>3</td><td>4</td><td>5</td><td>6</td><td>7</td><td>8</td><td>9</td><td>10</td><td>11</td><td>12</td><td>13</td><td>14</td><td>15</td><td>16</td><td>17</td><td>18</td><td>19</td><td>20</td><td>21</td><td>22</td><td>23</td><td>24</td><td>25</td><td>26</td><td>27</td><td>28</td><td>29</td><td>30</td><td>31</td><td>32</td><td>33</td><td>34</td><td>35</td><td>36</td><td>37</td><td>38</td><td>39</td><td>40</td><td>41</td><td>42</td><td>43</td></tr>
<tr><th>妊娠月数</th><td colspan="4">第 1 月</td><td colspan="4">第 2 月</td><td colspan="4">第 3 月</td><td colspan="4">第 4 月</td><td colspan="4">第 5 月</td><td colspan="4">第 6 月</td><td colspan="4">第 7 月</td><td colspan="4">第 8 月</td><td colspan="4">第 9 月</td><td colspan="4">第 10 月</td><td colspan="4">第 11 月</td></tr>
<tr><th>妊娠区分</th><td colspan="16">妊娠初期</td><td colspan="12">妊娠中期</td><td colspan="16">妊娠後期</td></tr>
<tr><th>trimester</th><td colspan="14">1st trimester</td><td colspan="14">2nd trimester</td><td colspan="16">3rd trimester</td></tr>
<tr><th>分娩の種類</th><td colspan="22">流産</td><td colspan="15">早産</td><td colspan="5">正期産</td><td colspan="2">過期産</td></tr>
<tr><th>胎齢</th><td colspan="2"></td><td>0</td><td>1</td><td>2</td><td>3</td><td>4</td><td>5</td><td>6</td><td>7</td><td>8</td><td>9</td><td>10</td><td>11</td><td>12</td><td>13</td><td>14</td><td>15</td><td>16</td><td>17</td><td>18</td><td>19</td><td>20</td><td>21</td><td>22</td><td>23</td><td>24</td><td>25</td><td>26</td><td>27</td><td>28</td><td>29</td><td>30</td><td>31</td><td>32</td><td>33</td><td>34</td><td>35</td><td>36</td><td>37</td><td>38</td><td>39</td><td>40</td><td>41</td></tr>
</table>

〔丸尾　猛・岡井　崇(編)：標準産科婦人科学第 3 版，p412，医学書院，2004 より一部改変〕

●妊娠週数の確認

- 超音波検査で計測した CRL(頭殿長)，または BPD(児頭大横径)をもとに確認し，必要に応じて修正する．
- 妊娠週数によって CRL か BPD のいずれかを用いる．
- 妊娠 8〜11 週ごろは CRL を使う．CRL が 4 cm 以上であれば，BPD を用いる．
- 妊娠 12〜15 週ごろは BPD を使う．BPD は妊娠後期まで胎児発育の評価にも用いられる．
- 最近は妊娠週数の確認に GS(胎嚢)は利用されていない．

類型 3　母体の状態

GP 311　妊娠週数に応じた生殖器の変化　良好

定義 妊娠週数に応じた内性器・外性器の変化が生理的範囲にある状態

診断指標

① 子宮底長(高さ)が妊娠週数に相当している
② 腹部は柔軟である
③ 子宮収縮は散発的であり疼痛はない
④ 性器出血はみられない
⑤ 腟分泌物の量・性状は生理的範囲である
⑥ 子宮頸管長は妊娠週数に相当している

GP 312　妊娠週数に応じた生殖器の変化　要経過観察

診断指標の一部に合致しない点がみられるが，しばらく様子をみたい時に用いる

GP 313　妊娠週数に応じた生殖器の変化　要精査

診断指標の全部あるいは一部に逸脱があり，異常・疾病が疑われ，医師の診断を要する状態の時に用いる

例
- □切迫流産
- □切迫早産
- □腟炎・細菌性腟症
- □子宮腟部びらん

●妊娠週数と子宮の大きさ，子宮底の高さ・長さ

妊娠週数	子宮の大きさ	子宮底の高さ	子宮底の長さ
妊娠 3 週末(第 1 月末)	鶏卵大		
妊娠 7 週末(第 2 月末)	鵞卵大		
妊娠 11 週末(第 3 月末)	手拳大		
妊娠 15 週末(第 4 月末)	小児頭大		恥骨結合上 12 cm
妊娠 19 週末(第 5 月末)	成人頭大		〃 15 cm
妊娠 23 週末(第 6 月末)		臍高	〃 18～21 cm
妊娠 27 週末(第 7 月末)		臍 上 2～3 横指径	〃 21～24 cm
妊娠 31 週末(第 8 月末)		臍と剣状突起のほぼ中央	〃 24～28 cm
妊娠 35 週末(第 9 月末)		剣状突起の下 2～3 横指径	〃 27～31 cm
妊娠 39 週末(第 10 月末)		35 週 末 よ り は低位となる	〃 32～35 cm

子宮底長の概算法
①妊娠週数から計算する：妊娠週数－5 cm
②妊娠月数から計算する：妊娠第 5 か月末まで　妊娠月数×3
妊娠第 6 か月以降　妊娠月数×3＋3

〔我部山キヨ子・武谷雄二(編)：助産学講座 6　助産診断・技術学 II (1)妊娠期 第 5 版，p201，医学書院，2013 より一部改変〕

●超音波検査による頸管長の観察

- 正常妊婦の頸管長は，妊娠の経過に従って妊娠 30 週未満では 35～40 mm，妊娠 32～40 週では 25～32 mm と徐々に短縮していく．
- 切迫早産や頸管無力症では，32 週よりも前から頸管の短縮がみられる．
- 特に 24 週未満で頸管長が 25 mm 以下であれば早産のリスクが高い．

〔医療情報科学研究所：病気がみえる vol. 10 産科　第 4 版，p169，メディックメディア，2018 より引用〕

●早産指数(Tocolysis index)

	0	1	2	3	4
子宮収縮	無	不規則	規則的		
破　水	無	—	高位破水	—	低位破水
出　血	無	点状	出血		
子宮口開大	無	1 cm	2 cm	3 cm	≧4 cm

3 点以上で入院治療，5 点以上は予後が悪い
〔山本樹生：切迫早産，早産(6. 異常妊娠，D. 産科疾患の診断・治療・管理，研修コーナー)．日産婦学会誌 59(11)：N668，2007 より一部改変〕

GP 321 乳房の変化 良好

定義 妊娠による乳房の変化が生理的範囲にある状態

診断指標

① 乳腺が発育し乳房の肥大がみられる
② 乳輪部にモントゴメリー腺がみられる
③ 妊娠中期には初乳の分泌がみられる
④ 乳頭長が 1 cm 以上ある
⑤ 乳頭・乳輪部は柔軟(耳朶様)であり，伸展性がみられる
⑥ 乳房は柔軟で腫瘤・硬結は触知されない
⑦ 乳管からの血性分泌物がみられない

GP 322 乳房の変化 要経過観察

診断指標の一部に合致しない点がみられるが，しばらく様子をみたい時に用いる

例 □扁平乳頭
□陥没乳頭

GP 323 乳房の変化 要精査

診断指標の全部あるいは一部に逸脱があり，異常・疾病が疑われ，医師の診断を要する状態の時に用いる

例 □乳腺症
□線維腺腫
□妊娠期乳がん

●乳房の形態

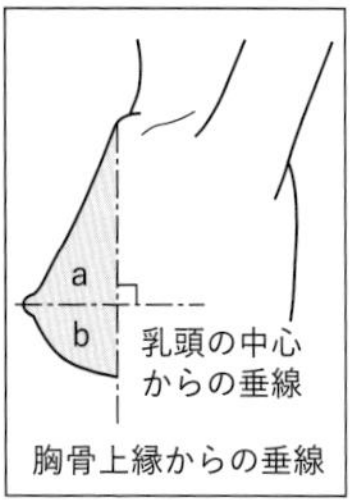

a
b
乳頭の中心からの垂線
胸骨上縁からの垂線

	Ⅰ型	Ⅱa型	Ⅱb型	Ⅲ型
乳房のタイプ	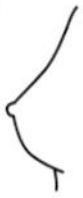	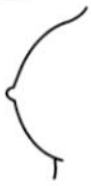	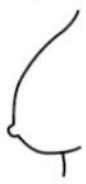	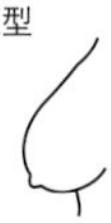
a：b の割合	a＜b	a≒b	a＞b	a≫b
特徴	扁平	おわん型		下垂が著しい，大きい
		下垂を伴わない	下垂している	
出現頻度	3〜4％	52〜55％	27〜32％	10〜15％

〔我部山キヨ子・武谷雄二(編)：助産学講座6　助産診断・技術学Ⅱ(1)妊娠期 第5版，p179，医学書院，2013〕

●乳頭・乳輪の形態の判断基準

乳頭頂の大きさ	乳頭側壁の長さ	乳輪の広さ	乳頭・乳輪の硬さ
大：1.7 cm〜 中：1.3〜1.6 cm 小：〜1.2 cm	長：1.3 cm〜 中：0.7〜1.2 cm 短：〜0.6 cm 扁平乳頭：0.4 cm 以下	広い：5.8 cm〜 中：3.5〜5.7 cm 狭い：〜3.4 cm	硬い：鼻翼の硬さ 中：口唇の硬さ 軟らかい：耳たぶの硬さ

〔我部山キヨ子・武谷雄二(編)：助産学講座6　助産診断・技術学Ⅱ(1)妊娠期 第5版，p180，医学書院，2013〕

GP 331 身体的変化 良好

定義 妊娠による身体的変化が生理的範囲にある状態

診断指標

① 血圧が140/90 mmHg未満であり，妊娠による上昇が30/15 mmHg未満である
② Hbが11 g/dL以上，Htが33%以上である
③ 体温が37.5℃未満である
④ 浮腫は生理的範囲である
⑤ 尿蛋白検査値が基準範囲である
⑥ 尿糖検査値が基準範囲である
⑦ 尿の量・回数・性状が生理的範囲である
⑧ 便の量・回数・性状が生理的範囲である
⑨ 体重増加量が基準範囲である
⑩ 静脈瘤(下肢・外陰部)がみられない

GP 332 身体的変化 要経過観察

診断指標の一部に合致しない点がみられるが，しばらく様子をみたい時に用いる

例
- □ 妊娠貧血
- □ 便秘
- □ 浮腫
- □ 体重の増加過剰
- □ 体重の増加不良
- □ つわり
- □ 静脈瘤

GP 333 身体的変化 要精査

診断指標の全部あるいは一部に逸脱があり，異常・疾病が疑われ，医師の診断を要する状態の時に用いる

例
- □ 妊娠高血圧症候群
- □ 妊娠貧血
- □ 妊娠糖尿病
- □ 全身浮腫
- □ 便秘
- □ 膀胱炎
- □ 脱肛
- □ 静脈瘤
- □ 頻尿
- □ 悪阻

●妊娠による循環器系・呼吸器系の変化

循環器系項目	増減	平均	呼吸器系項目	増減	平均
血液量	↑	＋40～45%	呼吸数	↑	＋10%
血漿量	↑	＋40～45%	分時換気量	↑	＋50%
心拍出量	↑	＋40%	1 回換気量	↑	＋40%
1 回拍出量	↑	＋30%	肺活量	→	不変
心拍数	↑	＋15%	動脈血 pH	→	不変
全末梢血管抵抗	↓	－15%	機能的残気量	↓	－20%
中心静脈圧	→	不変	残気量	↓	－20%

〔我部山キヨ子・武谷雄二(編)：助産学講座 6　助産診断・技術学Ⅱ(1)妊娠期 第 5 版，p197，医学書院，2013〕

●尿検査

	定性法	相当定量
尿蛋白	(−)	9 mg/dL 以下
	(±)	10～19 mg/dL
	(＋)	20～79 mg/dL
	(＋＋)	80～199 mg/dL
	(＋＋＋)	200～399 mg/dL
	(＋＋＋＋)	400 mg/dL 以上
尿糖	(−)	20 mg/dL 以下
	(±)	21～49 mg/dL
	(＋)	50～149 mg/dL
	(＋＋)	150～299 mg/dL
	(＋＋＋)	300～999 mg/dL
	(＋＋＋＋)	1,000 mg/dL 以上

●浮腫の重症度の判断

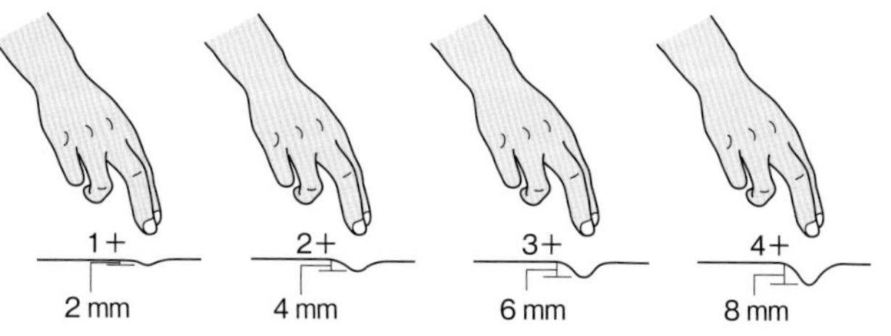

●正常妊娠に伴う血色素量，赤血球数の推移

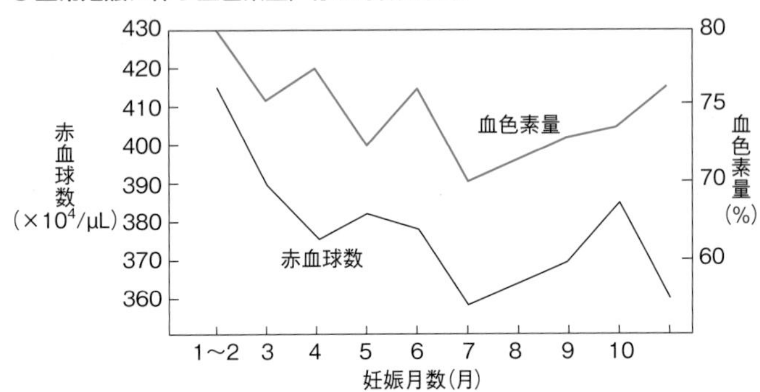

〔荒木　勤：最新産科学・正常編 改訂第 22 版，p98，文光堂，2008〕

●Modified-PUQE スコア(つわりの重症度評価)

	5 点	4 点	3 点	2 点	1 点
1 日のうち平均で何回くらい悪心を自覚しますか？	7 回以上	5〜6 回	3〜4 回	1〜2 回	なし
1 日のうち平均でどのくらいの時間，悪心などを感じていますか？	6 時間以上	4〜6 時間	2〜3 時間	1 時間以内	なし
1 日のうち平均で何回くらい嘔吐しますか？	7 回以上	5〜6 回	3〜4 回	1〜2 回	なし

合計：軽症<6 点，中等症 7〜12 点，重症≧13 点

〔Lacasse A, et al.：Validity of modified Pregnancy-Unique Quantification of Emesis and Nausea(PUQE) scoring index to assess severity of nausea and vomiting of pregnancy. Am J Obstet Gynecol 198(1)：71, 2008 より改変〕

●妊娠中の体重増加指導の目安*

妊娠前の体格**		体重増加量指導の目安
低体重	18.5 未満	12〜15 kg
普通体重	18.5 以上 25.0 未満	10〜13 kg
肥満(1 度)	25.0 以上 30.0 未満	7〜10 kg
肥満(2 度以上)	30 以上	個別対応(上限 5 kg までが目安)

*　増加量を厳格に指導する根拠は必ずしも十分ではないと認識し，個人差を考慮したゆるやかな指導を心がける．日本産科婦人科学会，日本産婦人科医会(編)：産婦人科診療ガイドライン編　産科編 2020，pp45-48　CQ010 より

**体格分類は日本肥満学会の肥満分類に準じた．

●妊娠高血圧症候群の名称・定義・分類

1. 名　称

和文名称　“妊娠高血圧症候群”
英文名称　“hypertensive disorders of pregnancy(HDP)”とする.

2. 定　義

妊娠時に高血圧を認めた場合，妊娠高血圧症候群とする．妊娠高血圧症候群は妊娠高血圧腎症，妊娠高血圧，加重型妊娠高血圧腎症，高血圧合併妊娠に分類される.

3. 病型分類

① 妊娠高血圧腎症：preeclampsia(PE)

1) 妊娠20週以降に初めて高血圧を発症し，かつ，蛋白尿を伴うもので，分娩12週までに正常に復する場合.
2) 妊娠20週以降に初めて発症した高血圧に，蛋白尿を認めなくても以下のいずれかを認める場合で，分娩12週までに正常に復する場合.
   - i) 基礎疾患のない肝機能障害(肝酵素[ALTもしくはAST>40 IU/L]，治療に反応せず他の診断がつかない重度の持続する右季肋部もしくは心窩部痛)
   - ii) 進行性の腎障害(Cr>1.0 mg/dL，他の腎疾患は否定)
   - iii) 脳卒中，神経障害(間代性痙攣・子癇・視野障害・一次性頭痛を除く頭痛など)
   - iv) 血液凝固障害(HDPに伴う血小板減少[<15万/μL]・DIC・溶血)
3) 妊娠20週以降に初めて発症した高血圧に，蛋白尿を認めなくても子宮胎盤機能不全(*1胎児発育不全[FGR]，*2臍帯動脈血流波形異常，*3死産)を伴う場合.

② 妊娠高血圧：gestational hypertension(GH)

妊娠20週以降に初めて高血圧を発症し，分娩12週までに正常に復する場合で，かつ妊娠高血圧腎症の定義に当てはまらないもの.

③ 加重型妊娠高血圧腎症：superimposed preeclampsia(SPE)

1) 高血圧が妊娠前あるいは妊娠20週までに存在し，妊娠20週以降に蛋白尿，もしくは基礎疾患のない肝腎機能障害，脳卒中，神経障害，血液凝固障害のいずれかを伴う場合.
2) 高血圧と蛋白尿が妊娠前あるいは妊娠20週までに存在し，妊娠20週以降にいずれかまたは両症状が増悪する場合.
3) 蛋白尿のみを呈する腎疾患が妊娠前あるいは妊娠20週までに存在し，妊娠20週以降に高血圧が発症する場合.
4) 高血圧が妊娠前あるいは妊娠20週までに存在し，妊娠20週以降に子宮胎盤機能不全を伴う場合.

④ 高血圧合併妊娠：chronic hypertension(CH)

高血圧が妊娠前あるいは妊娠20週までに存在し，加重型妊娠高血圧腎症を発症していない場合.

補足：*1 FGRの定義は，日本超音波医学会の分類「超音波胎児計測の標準化と日本人の基準値」に従い胎児推定体重が−1.5 SD以下となる場合とする．染色体異常のない，もしくは，奇形症候群のないものとする.

(つづく)

(つづき)妊娠高血圧症候群の名称・定義・分類

＊2　臍帯動脈血流波形異常は，臍帯動脈血管抵抗の異常高値や血流途絶あるいは逆流を認める場合とする.
＊3　死産は，染色体異常のない，もしくは，奇形症候群のない死産の場合とする.

4. 妊娠高血圧症候群における高血圧と蛋白尿の診断基準

① 収縮期血圧 140 mmHg 以上，または，拡張期血圧が 90 mmHg 以上の場合を高血圧と診断する.

血圧測定法

1. 5 分以上の安静後，上腕に巻いたカフが心臓の高さにあることを確認し，座位で 1～2 分間隔にて 2 回血圧を測定し，その平均値をとる. 2 回目の測定値が 5 mmHg 以上変化する場合は，安定するまで数回測定する. 測定の 30 分以内にはカフェイン摂取や喫煙を禁止する.
2. 初回の測定時には左右の上腕で測定し，10 mmHg 以上異なる場合には高い方を採用する.
3. 測定機器は水銀血圧計と同程度の精度を有する自動血圧計とする.

② 次のいずれかに該当する場合を蛋白尿と診断する.

1. 24 時間尿でエスバッハ法などによって 300 mg/日以上の蛋白尿が検出された場合.
2. 随時尿でプロテイン/クレアチニン(P/C)比が 0.3 mg/mg・CRE 以上である場合.

※なお，わが国の産婦人科診療ガイドライン(産科編 2017)ではより厳密に 0.27 mg/mg・CRE 以上となっている.

③ 24 時間蓄尿や随時尿での P/C 比測定のいずれも実施できない場合には，2 回以上の随時尿を用いたペーパーテストで 2 回以上連続して尿蛋白 1＋以上陽性が検出された場合を蛋白尿と診断することを許容する.

5. 症候による亜分類

① 重症について

次のいずれかに該当するものを重症と規定する. なお，軽症という用語はハイリスクでない妊娠高血圧症候群と誤解されるため，原則用いない.

1. 妊娠高血圧・妊娠高血圧腎症・加重型妊娠高血圧腎症・高血圧合併妊娠において，血圧が次のいずれかに該当する場合
   収縮期血圧　160 mmHg 以上の場合
   拡張期血圧　110 mmHg 以上の場合
2. 妊娠高血圧腎症・加重型妊娠高血圧腎症において，母体の臓器障害または子宮胎盤機能不全を認める場合

※蛋白尿の多寡による重症分類は行わない.

② 発症時期による病型分類

妊娠 34 週未満に発症するものは，早発型(early onset type：EO)
妊娠 34 週以降に発症するものは，遅発型(late onset type：LO)

※わが国では妊娠 32 週で区別すべきとの意見があり，今後，本学会で区分点を検討する予定である.

(つづく)

●(つづき)

付　記

1. 妊娠蛋白尿

妊娠 20 週以降に初めて蛋白尿が指摘され，分娩後 12 週までに消失した場合をいうが，病型分類には含めない．

2. 高血圧の診断

白衣・仮面高血圧など，診察室での血圧は本来の血圧を反映していないことがある．特に，高血圧合併妊娠などでは，家庭血圧測定あるいは自由行動下血圧測定を行い，白衣・仮面高血圧の診断およびその他の偶発合併症の鑑別診断を行う．

3. 関連疾患

i ）子癇(eclampsia)

妊娠 20 週以降に初めて痙攣発作を起こし，てんかんや二次性痙攣が否定されるものをいう．痙攣発作の起こった時期によって，妊娠子癇・分娩子癇・産褥子癇と称する．子癇は大脳皮質での可逆的な血管原性浮腫による痙攣発作と考えられているが，後頭葉や脳幹などにも浮腫を来し，各種の中枢神経障害を呈することがある．

ii ）HDP に関連する中枢神経障害

皮質盲，可逆性白質脳症(posterior reversible encephalopathy syndrome；PRES)，高血圧に伴う脳出血および脳血管攣縮などが含まれる．

iii ）HELLP 症候群

妊娠中・分娩時・産褥時に溶血所見(LDH 高値)，肝機能障害(AST 高値)，血小板数減少を同時に伴い，他の偶発合併症によるものではないものをいう．いずれかの症候のみを認める場合は，HELLP 症候群とは記載しない．HELLP 症候群の診断は Sibai の診断基準*に従うものとする．

iv ）肺水腫

HDP では血管内皮機能障害から血管透過性を亢進させ，しばしば浮腫を来す．重症例では，浮腫のみでなく肺水腫を呈する．

v ）周産期心筋症

心疾患の既往のなかった女性が，妊娠・産褥期に突然心不全を発症し，重症例では死亡に至る疾患である．HDP は重要なリスク因子となる．

***Sibai の診断基準**　溶血：血清間接ビリルビン値 > 1.2 mg/dL，血清 LDH > 600 IU/L，病的赤血球の出現
肝機能：血清 AST(GOT) > 70 IU/L，血清 LDH > 600 IU/L
血小板数減少：血小板数 < 10 万/μL

〔渡辺員支：妊娠高血圧症候群の定義・分類の変更点の概要，日本妊娠高血圧学会(編)：妊娠高血圧症候群　新定義・分類―運用上のポイント，pp8-15，メジカルビュー社，2019〕

●妊娠中の糖代謝異常と診断基準(平成27年8月1日改訂)

【定義】

妊娠中に取り扱う糖代謝異常 hyperglycemic disorders in pregnancy には，1)妊娠糖尿病 gestational diabetes mellitus(GDM)，2)妊娠中の明らかな糖尿病 overt diabetes in pregnancy，3)糖尿病合併妊娠 pregestational diabetes mellitus の3つがある．

妊娠糖尿病 gestational diabetes mellitus(GDM)は，「妊娠中にはじめて発見または発症した糖尿病に至っていない糖代謝異常である」と定義され，妊娠中の明らかな糖尿病，糖尿病合併妊娠は含めない．

3つの糖代謝異常は，次の診断基準により診断する．

【診断基準】

1) 妊娠糖尿病 gestational diabetes mellitus(GDM)
   75 g OGTT において次の基準の1点以上を満たした場合に診断する．
   ① 空腹時血糖値≧92 mg/dL(5.1 mmol/L)
   ② 1時間値≧180 mg/dL(10.0 mmol/L)
   ③ 2時間値≧153 mg/dL(8.5 mmol/L)

2) 妊娠中の明らかな糖尿病 overt diabetes in pregnancy*1
   以下のいずれかを満たした場合に診断する．
   ① 空腹時血糖値≧126 mg/dL
   ② HbA1c 値≧6.5%

※随時血糖値≧200 mg/dL あるいは 75 g OGTT で2時間値≧200 mg/dL の場合は，妊娠中の明らかな糖尿病の存在を念頭に置き，①または②の基準を満たすかどうか確認する*2．

3) 糖尿病合併妊娠 pregestational diabetes mellitus
   ① 妊娠前にすでに診断されている糖尿病
   ② 確実な糖尿病網膜症があるもの

*1 妊娠中の明らかな糖尿病には，妊娠前に見逃されていた糖尿病と，妊娠中の糖代謝の変化の影響を受けた糖代謝異常，および妊娠中に発症した1型糖尿病が含まれる．いずれも分娩後は診断の再確認が必要である．

*2 妊娠中，特に妊娠後期は妊娠による生理的なインスリン抵抗性の増大を反映して糖負荷後血糖値は非妊時よりも高値を示す．そのため，随時血糖値や 75 g OGTT 負荷後血糖値は非妊時の糖尿病診断基準をそのまま当てはめることはできない．

これらは妊娠中の基準であり，出産後は改めて非妊娠時の「糖尿病の診断基準」に基づき再評価することが必要である．

〔日本糖尿病・妊娠学会：糖尿病と妊娠 15(1)，2015〕

●非妊婦と妊婦の臨床検査値の比較

項目	非妊婦基準値	妊婦基準値	変化
循環血漿量(mL)	2,400	3,700	↑
循環赤血球量(mL)	1,600	1,900	↑
循環血液量(mL)	4,000	5,250	↑
血色素量(g/dL)	12〜16	11〜14	↓
ヘマトクリット(%)	37〜48	33〜42	↓
血清鉄(μg/dL)	75〜150	65〜120	↓
鉄結合能(μg/dL)	250〜410	300〜500	↑
フェリチン(ng/mL)	12〜80	10〜12	↓
白血球数(/μL)	4,300〜10,800	5,000〜15,000	↑
多核白血球(%)	54〜62	60〜85	↑
リンパ球(%)	38〜46	15〜40	↓
血小板数(×10^4/μL)	17.5〜25	20〜35	↑
フィブリノゲン(mg/dL)	250〜400	250〜600	↑
血(赤)沈(mm/時)	＜20	30〜90	↑
総蛋白(g/dL)	6.0〜8.4	5.5〜7.5	↓
アルブミン(g/dL)	3.5〜5.0	3.0〜4.5	↓
グロブリン(g/dL)	2.3〜3.5	3.0〜4.0	↑
総ビリルビン(mg/dL)	0.25〜1.5	0.25〜1.5	→
直接ビリルビン(mg/dL)	0〜0.4	0〜0.4	→
アルカリフォスファターゼ(U/L)	35〜94	70〜240	↑
AST(U/L)	10〜40	10〜40	→
ALT(U/L)	5〜35	5〜35	→
LDH(U/L)	60〜100	60〜100	→
γ-GTP(U/L)	1〜45	1〜45	→
アミラーゼ(U/L)	23〜84	30〜160	↑
CPK(mU/mL)	25〜145	19〜140	↓
BUN(mg/dL)	12〜30	6〜25	↓
クレアチニン(mg/dL)	0.6〜1.2	0.4〜0.9	↓
クレアチニンクリアランス(mL/分/1.73 m^2)	90〜130	100〜195	↑
尿酸(mg/dL)	2.5〜6.0	2.3〜5.8	↓
総コレステロール(mg/dL)	120〜220	180〜400	↑
トリグリセライド(mg/dL)	10〜190	45〜290	↑
遊離脂肪酸(μg/L)	770	1,226	↑
リン脂質(mg/dL)	256	350	↑
血糖(空腹時血漿)(mg/dL)	65〜100	60〜95	↓
Na(mEq/L)	135〜145	132〜140	↓
K(mEq/L)	3.5〜5.0	3.5〜4.5	↓
Cl(mEq/L)	100〜106	90〜105	↓
総 Ca(mEq/L)	4.5〜5.4	4.0〜5.0	↓
Ca^{2+}(mEq/L)	2.0〜2.6	2.0〜2.6	→
Mg(mEq/L)	1.5〜2.5	1.2〜2.5	↓
無機リン(mg/dL)	2.5〜6.0	2.0〜5.5	↓
浸透圧(mOsm/kg)	270〜290	260〜285	↓
血液 pH	7.38〜7.44	7.40〜7.45	→
BE(mEq/L)	0.7	3〜4	↑
HCO_3(mM/L)	24〜30	17〜25	↓
PCO_2(mmHg)	35〜45	25〜35	↓
PO_2(mmHg)	80〜105	90〜105	↑

注：Gleicher, N, Ed. Principles of Medical Therapy in Pregnancy, Plenum Medical Book Co., New York などを参考とした.

〔金岡 毅：妊婦の臨床検査．産婦人科の実際 36(2)：251，1987 より一部改変〕

類型4 胎児の状態

GP 411 単胎である

定義 胎児が単数であることが確認できた状態

診断指標

① 腹部触診により胎児が単胎である
② 超音波画像により胎児が単胎である
③ 聴診できる胎児心音が単数である

GP 412 単胎である 要経過観察

診断指標の一部に合致しない点がみられるが，しばらく様子をみたい時に用いる

GP 413 単胎である 要精査

診断指標の全部あるいは一部に逸脱があり，異常・疾病が疑われ，医師の診断を要する状態の時に用いる

例 □多胎

●単胎の超音波画像

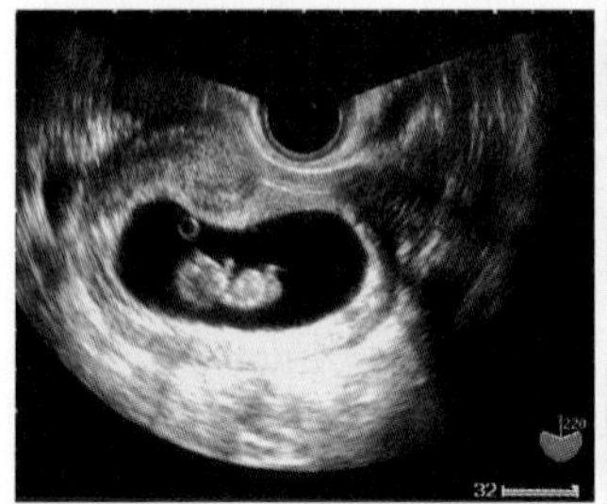

単胎10週0日(池田晶子氏提供)

●双胎の超音波画像

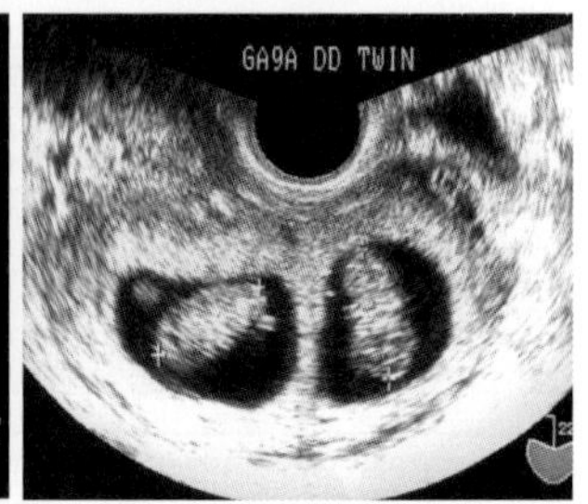

双胎9週0日(竹内正人先生提供)

●品胎の超音波画像

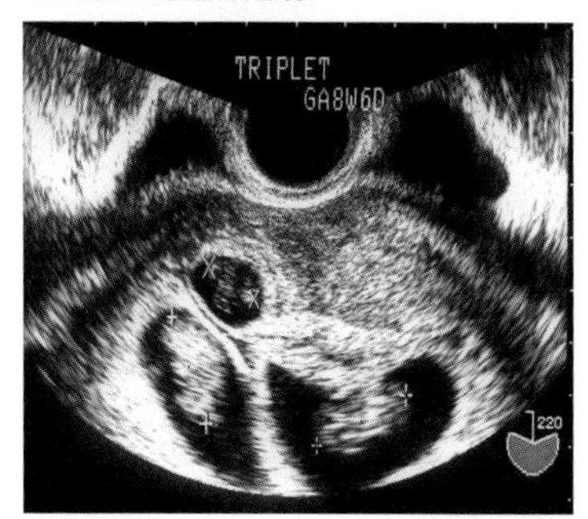

品胎 8 週 6 日(竹内正人先生提供)

●多胎妊娠の場合の臨床症状(妊娠後期)

1. 子宮が妊娠週数に比べて大きい
2. 腹部の随所で胎動を自覚する
3. 頭部を 2 個以上触知できる
4. 異なる場所で異なる数の胎児心音を聴取できる
5. 超音波画像や X 線写真で胎児が複数確認される
6. 母体は貧血や妊娠高血圧症候群・羊水過多症・静脈瘤を起こしやすく，呼吸障害や心疾患の発生率も単胎に比較して高い
7. 早産することが多い
8. 胎児の体重が少ない

GP 421 頭位である

定義 胎位が頭位であることが確認された状態

診断指標

① 頭部が腹部触診により下方に触知できる
② 頭部が超音波画像により下方に確認できる
③ 胎児心音が臍棘線の中央(臍の左右下方)で最も明瞭に聴取できる

GP 422 頭位である 要経過観察

診断指標の一部に合致しない点がみられるが，しばらく様子をみたい時に用いる

GP 423 頭位である 要精査

診断指標の全部あるいは一部に逸脱があり，異常・疾病が疑われ，医師の診断を要する状態の時に用いる

例 □骨盤位
□横位

●レオポルド触診法の観察項目

手技	観察項目
第1段	子宮底の高さ，形 胎児部分の確認
第2段	子宮壁の厚さと緊張度 胎児の数 胎動の有無 羊水量 胎位胎向
第3段	胎児下降部の種類 胎児下降部の浮球感 骨盤入口への嵌入の程度
第4段	胎児下降部の種類 胎児下降部の浮球感 骨盤内嵌入の程度

●外診での児頭と殿部の鑑別

	頭部(頭位)	殿部(骨盤位)
大きさ	胎児部分のうち最も大きい	頭より小さい
形	球形	半球が 2 個
硬さ	骨のように硬い	頭より柔らかい
浮球感*	著明(妊娠末期にはみられなくなる)	ない(あっても軽度)
骨盤進入	初産婦で妊娠後期には進入固定する	進入が容易ではなく，骨盤腔の空虚がみられる

＊浮球感(ballottement)：児頭を腹壁上から軽く押すといったん沈むが，浮力によって浮上し子宮壁にあたる．この時の圧力を腹壁上の手に感ずることをいう．

●胎勢による胎児部分の特徴

胎勢	特徴
屈位	額：最も突出している．額と同じ側に大きい陥没部を触診できる 顎：最も突起している額の上方に，胸部との間に明らかな陥没部として触診できる 頸部：額より上位にあり，頸部の陥没は軽度である 肩甲：後頭がある側で，後頭の上方やや前方にゆるやかな大きな隆起(肩)として触診できる
頭頂位	左右のいずれの側にも最も隆起している部分を触れない
反屈位	後頭：上位にあって隆起し，頸部の陥没は深くなる 顎：下にあり触診しにくい，顎は三角形に触れる

- 児背と最も隆起している部位が反対側にあれば屈位
- 児背と最も隆起している部位が同側にあれば半屈位
- いずれの側にも隆起が触知されなければ頭頂位

●胎位

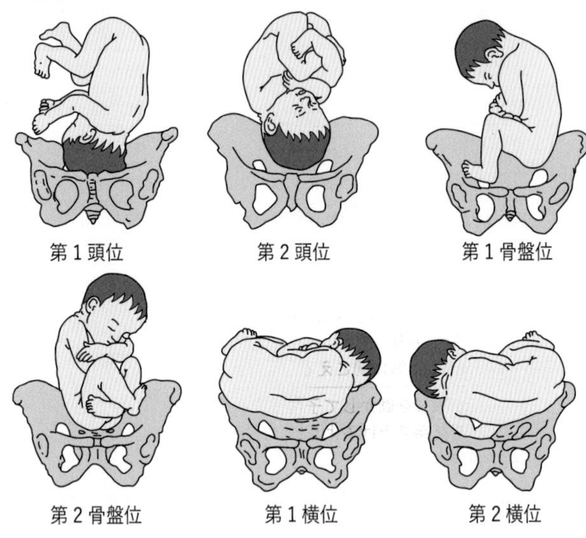

●胎児心音の最良聴取部位

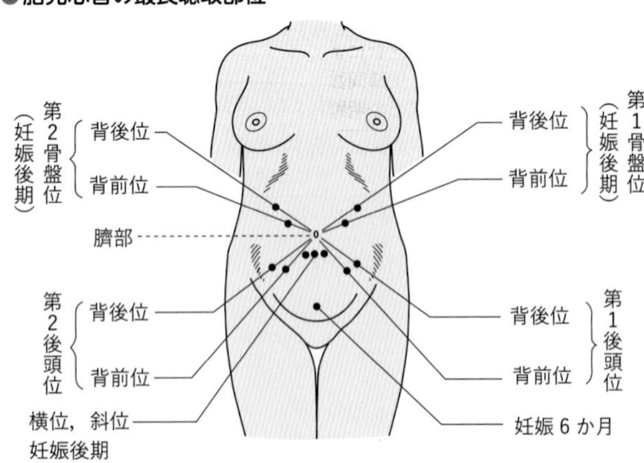

頭位：妊娠 6 か月……………恥骨結合直上の正中線に多い
　　　妊娠後期………………臍棘線上の中央付近が多い
骨盤位：妊娠後期……………臍部より上方が多い，臍棘線の延長上
横位・斜位：妊娠後期………臍付近より下方が多い

●胎児由来音と母胎由来音の種類

種類		特徴
胎児由来	胎児心音	▸複音で，第1音は心臓の収縮期に，第2音は大動脈弁閉鎖期に一致する ▸トントンと短く澄んだ音として聞こえる ▸超音波ドプラー法では2拍性であることがわかる
	臍帯雑音	▸臍帯巻絡，真結節，臍帯過短など臍帯血管の圧迫・伸展・捻転などがある場合に聞こえる ▸聴診器が臍帯の真上にあるときに聞こえる ▸胎児心音と同時同数で，ほとんど同一場所で聞こえる ▸トラウベ聴診器では軟らかく吹くような雑音に，超音波ドプラー法では風の吹くような感じでヒューヒューと聞こえる(wind sound) ▸胎児の約15%に聞こえる
	胎動音	▸胎児が四肢を動かして子宮壁を突くことによって起こる鈍い音 ▸聴診器を突き上げるように，短く突発的で低い太鼓のように聞こえる
母体由来	子宮雑音	▸妊娠で怒張した子宮血管を血液が勢いよく流れるために起こる低雑音で，母体心音と同時同数 ▸16週以後に聞こえ，産褥初期まで続く ▸子宮動脈枝の走る子宮の両側で聞こえ，右側よりも左側で強い ▸ザーザーと低い吹笛音として聞こえ，注意すれば妊婦の約90%で聞こえる
	大動脈音	▸母体大動脈弁の閉鎖による音が子宮体に伝わって聞こえるもので，母体心音と同時同数 ▸下腹部の正中線上で明瞭に聞こえる
	腸雑音	▸腸管内容やガスが移動することによって起こる雷鳴様の不定の雑音

〔我部山キヨ子・大石時子(編)：助産師のためのフィジカルイグザミネーション 第2版，p50，医学書院，2018〕

GP 431 発育状態 良好

定義 発育が在胎週数に相当している状態

診断指標

① 子宮底長(高さ)が妊娠週数に相当している
② 腹部触診により胎児の大きさが在胎週数に相当している
③ 超音波画像により胎児の測定値が在胎週数に相当している

GP 432 発育状態 要経過観察

診断指標の一部に合致しない点がみられるが，しばらく様子をみたい時に用いる

GP 433 発育状態 要精査

診断指標の全部あるいは一部に逸脱があり，異常・疾病が疑われ，医師の診断を要する状態の時に用いる

例 □胎児発育不全(FGR)*
□巨大児

*胎児発育不全(fetal growth restriction：FGR)：胎児が何らかの理由で「本来発育すべき大きさ」に育っていないこと.

●妊娠各月の胎児発育概算表

妊娠月数(週)	胎児身長(Haase 法)	胎児体重(榊法)
第 1 か月末(4 週)	1×1＝ 1 cm	1^3×2＝ 2 g
第 2 か月末(8 週)	2×2＝ 4	2^3×2＝ 16
第 3 か月末(12 週)	3×3＝ 9	3^3×2＝ 54
第 4 か月末(16 週)	4×4＝16	4^3×2＝ 128
第 5 か月末(20 週)	5×5＝25	5^3×2＝ 250
第 6 か月末(24 週)	6×5＝30	6^3×3＝ 648
第 7 か月末(28 週)	7×5＝35	7^3×3＝1,029
第 8 か月末(32 週)	8×5＝40	8^3×3＝1,536
第 9 か月末(36 週)	9×5＝45	9^3×3＝2,187
第 10 か月末(40 週)	10×5＝50	10^3×3＝3,000

〔杉山陽一：産科学第 7 版，p34，金芳堂，2001〕

●妊娠週数に伴う子宮底長の変化

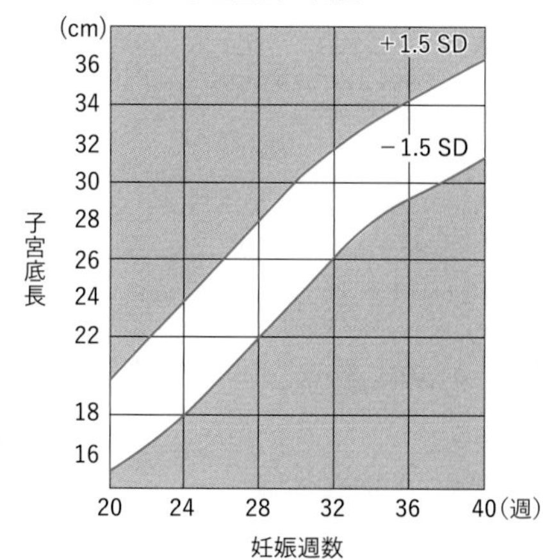

SD：標準偏差

〔荒木　勤：最新産科学・正常編 改訂第22版，p199，文光堂，2008〕

●妊娠各週の子宮底の高さ　●妊娠 31 週以降における子宮の位置

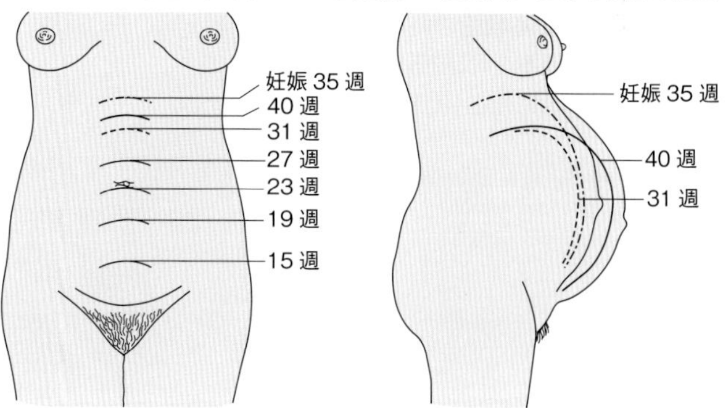

〔荒木　勤：最新産科学・正常編改訂第22版，p145，文光堂，2008〕

GP 441 健康状態 良好

定義 胎動があり，心拍数は基準範囲にある状態

診断指標

① 胎動がある
② 胎児心拍数が 110～160 bpm である
③ 基線細変動が 6～25 bpm で出現している
④ 一過性頻脈(15 bpm 以上の増加，15 秒以上の持続)がみられる
⑤ 一過性徐脈がみられない
⑥ 胎児心拍のリズムが整調である

GP 442 健康状態 要経過観察

診断指標の一部に合致しない点がみられるが，しばらく様子をみたい時に用いる

例 □胎動減少

GP 443 健康状態 要精査

診断指標の全部あるいは一部に逸脱があり，異常・疾病が疑われ，医師の診断を要する状態の時に用いる

例 □胎児機能不全(NRFS)
□子宮内胎児死亡(IUFD)

NRFS：non-reassuring fetal status
IUFD：intrauterin fetal death

●バイオフィジカルプロファイルスコア(BPS)の評価表

各項目とも基準を満たせば 2 点，それ以外は 0 点

Biophysical variable	正常(score＝2)	異常(score＝0)
胎児呼吸様運動(FBM)	30 秒以上の FBM が 30 分間に 1 回以上	FBM が 30 分間出ないか 30 秒未満
胎動(BM)	明瞭な身体か四肢の動きが 30 分間に 3 回以上(連続運動は 1 回と考える)	胎動が 30 分間に 2 回以下
胎児筋緊張	四肢か体幹の伸展とそれに引き続く屈曲が 30 分間に 1 回以上 手の開閉も正常と考える	弱い伸展と部分屈曲か伸展運動のみ運動の消失
NST	胎動に伴う胎児の一過性頻脈(15 秒以上，15 bpm 以上)が 20 分間に 2 回以上	胎児の一過性頻脈が 20 分間で 1 回以下
羊水量	2 つの垂直断面像で 2 cm 以上の羊水ポケットが 1 つ以上	羊水ポケットが 2 cm 未満

〔我部山キヨ子・大石時子(編)：助産師のためのフィジカルイグザミネーション 第 2 版，p104，医学書院，2018〕

●BPS の得点と 1 週間以内の胎児死亡率および診療指針

点数	羊水正常		羊水過少	
	胎児死亡率	診療指針	胎児死亡率	診療指針
10/10	＜1/1,000	通常	—	—
8/8 (NST なし)	＜1/1,000	通常	—	—
8/10	＜1/1,000	通常	20～30/1,000	≧37 週：分娩 ＜37 週：BPS 2 回/週
6/10	50/1,000	≧37 週：分娩 ＜37 週： 24 時間以内に再検 6 点以下なら分娩	＞50/1,000	≧32 週：分娩 ＜32 週：毎日 BPS
4/10	115/1,000	≧32 週：分娩 ＜32 週：毎日 BPS	＞115/1,000	≧26 週：分娩
2/10	220/1,000	≧26 週：分娩	＞220/1,000	≧26 週：分娩
0/10	—	—	550/1,000	≧26 週：分娩

〔Manning FA：Fetal Biophysical Profile Scoring, Fetal Medicine：Principles and Practice. Appleton and Lange, pp221-306, 1995/我部山キヨ子・大石時子(編)：助産師のためのフィジカルイグザミネーション 第 2 版，p104，医学書院，2018〕

●胎児心拍数基線(FHR baseline)

分類	基準
1) 正常(整)脈 (normocardia)	110～160 bpm
2) 徐脈 (bradycardia)	＜110 bpm
3) 頻脈 (tachycardia)	＞160 bpm

●胎児心拍数基線細変動(FHR baseline variability)

分類	基準	原因
1) 細変動消失	肉眼的に認められない	▸胎児のアシドーシス(例：高度または長期の胎児低酸素状態，母体のケトアシドーシスなど) ▸母体への薬剤投与(例：鎮静・鎮痛薬，麻酔薬，抗不整脈薬など) ▸胎児の疾患(例：中枢神経疾患，房室ブロックなど) ▸在胎週数の早い胎児 ▸胎児の non-REM state
2) 細変動減少	5 bpm 以下	
3) 細変動中等度 (または正常)	6～25 bpm	
4) 細変動増加	26 bpm 以上	▸胎動 ▸胎児呼吸様運動 ▸急性の低酸素血症に陥っている可能性

●サイナソイダルパターン

分類	基準	原因
サイナソイダルパターン(sinusoidal pattern) (注：サイナソイダルパターンは細変動の分類には入れない)	▸心拍数曲線が規則的でなめらかなサイン曲線を示す． ▸振幅は平均 5～15 bpm (大きくても 35 bpm 以下) ▸1 分間に 2～6 サイクル ▸10 分以上持続 ▸一過性頻脈を伴わない	▸胎児貧血 ▸重症低酸素状態 ▸血液型不適合妊娠時の胎児貧血

●胎児心拍数一過性変動

分類	パターン	原因
一過性頻脈(acceleration):胎児心拍の一過性の上昇	胎児心拍数基線から上向きの山としてみられる	▸胎児の状態は良好．心拍数が開始からピークまでが 30 秒未満の急速な増加で，開始からピークまでが 15 bpm 以上，元に戻るまでの持続が 15 秒以上 2 分未満のものを指す． ▸32 週未満では心拍数の増加が 10 bpm 以上，持続が 10 秒以上のものとする． ▸頻脈の持続が 2 分以上，10 分未満であるものは遷延一過性頻脈とする．
一過性徐脈(deceleration):胎児心拍の一過性の減少	胎児心拍数基線から下向きの谷としてみられる	▸一過性徐脈には軽度と重度があり，②～④を重度，それ以外を軽度とする．
① 早発一過性徐脈(early deceleration)	子宮収縮に対し，対称的に現れる徐脈	・持続時間：2 分未満 ・心拍数減少の開始から最下点まで：30 秒以上 ・心拍数減少の程度は軽く，100 bpm 以下になることはほとんどない． ・一過性徐脈の最下点と子宮収縮の最強点の時期が一致している ・原因は児頭圧迫による迷走神経反射，圧受容体の刺激によるもの． ・胎児状態は良好であると考えられる．
② 遅発一過性徐脈(late deceleration)	子宮収縮に比べ，少し遅れて出現する徐脈	・持続時間：2 分未満 ・心拍数減少の開始から最下点まで：30 秒以上 ・一過性徐脈の最下点が子宮収縮の最強点より遅れる ・原因は胎盤機能不全による胎児低酸素症の徴候であり，過強陣痛による絨毛間腔の血流減少によっても起こる．
③ 変動一過性徐脈(variable deceleration)	波形が鋭く，形も毎回異なる徐脈	・15 bpm 以上の心拍数減少が 30 秒未満の経過で急速に起こり，その開始から元に戻るまで 15 秒以上 2 分未満を要する． ・原因は臍帯圧迫 ・子宮収縮に伴って出現する場合は，その発現は一定の形を取らず，下降度，持続時間は子宮収縮ごとに変動する．
④ 遷延一過性徐脈(prolonged deceleration)	持続時間が長い徐脈(2 分以上 10 分未満)	・心拍数減少が 15 bpm 以上で，開始から元に戻るまで 2 分以上 10 分未満の徐脈 ・多くは胎盤循環不全により生じる． ・原因は過強陣痛，臍帯圧迫，臍帯下垂・脱出，仰臥位低血圧症候群

〔28～29 頁は医療情報科学研究所(編集)：病気がみえる vol. 10 産科 第 4 版，pp64-67，メディックメディア，2018 を参考に作成〕

類型 5 胎児付属物の状態

GP 511 胎児付属物の状態 良好

定義 胎児付属物が正常に機能している状態

診断指標

① 羊水量が正常範囲である
② 超音波画像により胎盤の付着位置が正常範囲である
③ 超音波画像・胎児心拍数陣痛図により臍帯巻絡・圧迫がない
④ 超音波画像・胎児心拍数陣痛図では胎盤機能は正常である
⑤ 臍帯下垂・臍帯脱出がみられない

GP 512 胎児付属物の状態 要経過観察

診断指標の一部に合致しない点がみられるが，しばらく様子をみたい時に用いる

GP 513 胎児付属物の状態 要精査

診断指標の全部あるいは一部に逸脱があり，異常・疾病が疑われ，医師の診断を要する状態の時に用いる

例
- □羊水過多症
- □羊水過少症
- □前置胎盤
- □常位胎盤早期剝離
- □胎盤機能不全
- □子宮内感染

●羊水ポケット，羊水インデックスと羊水量

羊水量（mL）	羊水ポケット	羊水インデックス（AFI）
羊水過多症（800 mL 以上）	8 cm 以上	24 cm ないし 25 cm 以上
正常	2～8 cm 未満	5 cm 以上 24 cm または 25 cm 未満
羊水過少症（100 mL 未満）	2 cm 未満	5 cm 未満

●胎児体重の妊娠週数ごとの基準値

妊娠期間	推定胎児体重(g)				
	−2.0 SD	−1.5 SD	mean	+1.5 SD	+2.0 SD
18 W+0	126	141	187	232	247
19 W+0	166	186	247	308	328
20 W+0	211	236	313	390	416
21 W+0	262	293	387	481	512
22 W+0	320	357	469	580	617
23 W+0	386	430	560	690	733
24 W+0	461	511	660	809	859
25 W+0	546	602	771	940	996
26 W+0	639	702	892	1,081	1,144
27 W+0	742	812	1,023	1,233	1,304
28 W+0	853	930	1,163	1,396	1,474
29 W+0	972	1,057	1,313	1,568	1,653
30 W+0	1,098	1,191	1,470	1,749	1,842
31 W+0	1,231	1,332	1,635	1,938	2,039
32 W+0	1,368	1,477	1,805	2,133	2,243
33 W+0	1,508	1,626	1,980	2,333	2,451
34 W+0	1,650	1,776	2,156	2,536	2,663
35 W+0	1,790	1,926	2,333	2,740	2,875
36 W+0	1,927	2,072	2,507	2,942	3,086
37 W+0	2,059	2,213	2,676	3,139	3,294
38 W+0	2,181	2,345	2,838	3,330	3,494
39 W+0	2,292	2,466	2,989	3,511	3,685
40 W+0	2,388	2,572	3,125	3,678	3,862
41 W+0	2,465	2,660	3,244	3,828	4,023

〔日本超音波医学会用語・診断基準委員会：超音波胎児計測の標準化と日本人の基準値．超音波医学 30(3)：415-430，2003より一部改変〕

●BPD値の妊娠週数に対する回帰曲線

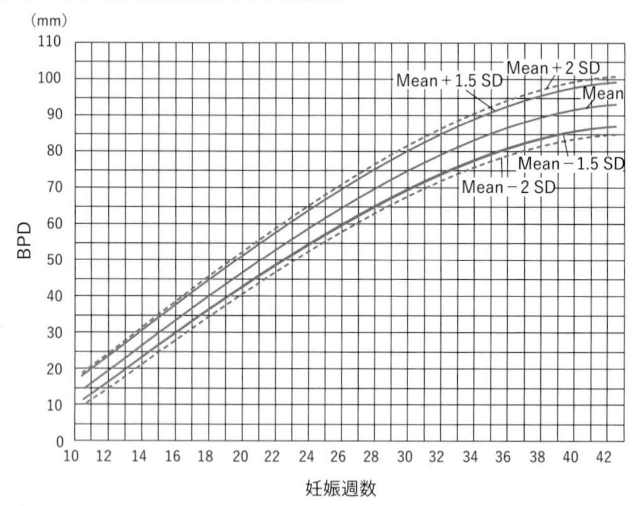

(BPD：biparital diameter，児頭大横径)

●AC値の妊娠週数に対する回帰曲線

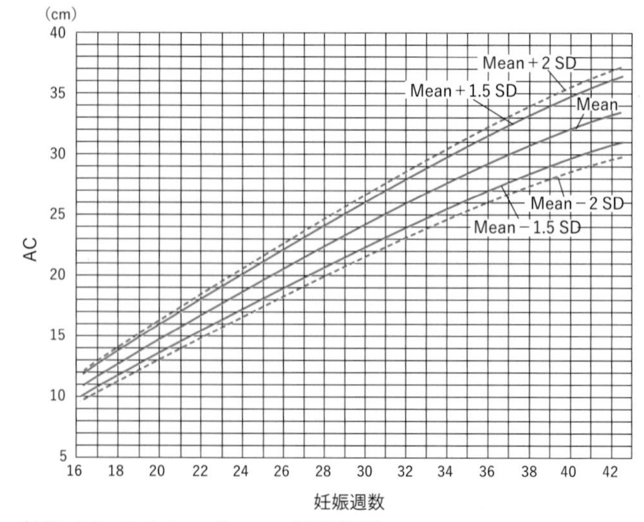

(AC：abdominal circumference，体幹周囲長)

●FL 値の妊娠週数に対する回帰曲線

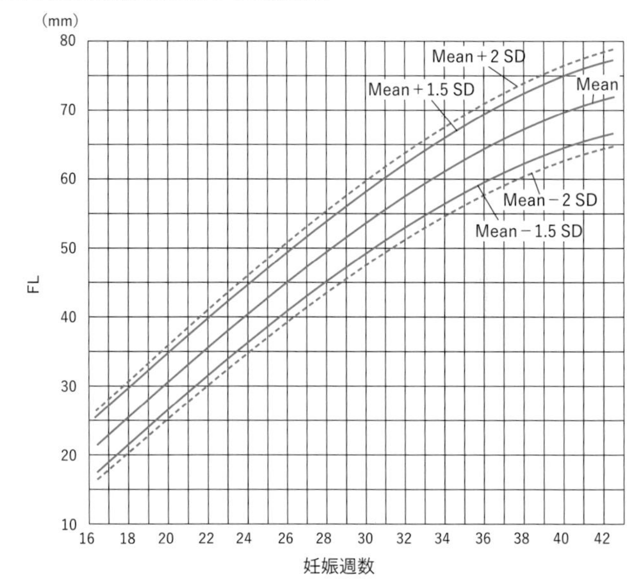

（FL：femur length，大腿骨長）

●胎児体重の妊娠週数に対する回帰曲線

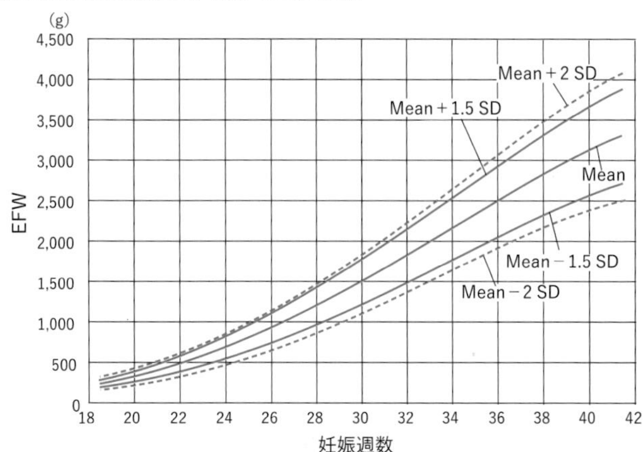

（EFW：estimated fetal weight，推定胎児体重）

類型1 基本的生活行動

GH 111 食行動 適切

定義 妊娠週数に応じた食行動がとれている状態

診断指標

① 妊娠中の栄養について関心をもっている
② 栄養のバランスや量を考えてとっている
③ 食事時間や回数は規則的である
④ 時間をかけて食べている
⑤ 食材の選択，調理法，味付けを工夫している

GH 112 食行動 要支援

診断指標の一部に合致しない点がみられる時に用いる

例
- □偏食　□嗜好品のとり過ぎ
- □欠食　□早食い
- □過食　□不規則な食事時間
- □少食　□無関心

●**女性および妊娠期における推定エネルギー必要量**(kcal/日)

身体活動レベル	Ⅰ(低い)	Ⅱ(普通)	Ⅲ(高い)
18〜29歳 30〜49歳	1,700 1,750	2,000 2,050	2,300 2,350
妊娠(付加量) 初期 中期 後期	 + 50 +250 +450		

〔厚生労働省：日本人の食事摂取基準(2020年版)「日本人の食事摂取基準」策定検討会報告書，p82より一部抜粋〕

●女性および妊娠期における主な食事摂取基準(1 日当たり)

	たんぱく質	ビタミンA	ビタミンB_1	ビタミンB_2	ビタミンC	葉酸	カルシウム	鉄	
	推奨量	推奨量	推奨量	推奨量	推奨量	推奨量	目安量	推奨量	
								月経あり	月経なし
	g	μgRAE	mg	mg	mg	μg	mg	mg	mg
女性									
18〜29 歳	50	650	1.1	1.2	100	240	650	10.5	6.5
30〜49 歳	50	700	1.1	1.2	100	240	650	10.5	6.5
妊婦(付加量)									
初期	+0	+0	+0.2	+0.3	+10	+240	−	−	+2.5
中期	+5	+0							+9.5
後期	+20	+80							

〔厚生労働省:日本人の食事摂取基準(2020 年版)「日本人の食事摂取基準」策定検討会報告書をもとに作成〕

●妊娠中の嗜好品

アルコール	
1 日のアルコール摂取量	胎児への影響
1 杯未満	なし
6 杯以上	胎児奇形の発生率が高くなる
8 杯以上	FAS 発症率 30〜50%

アルコール 1 杯:ワイングラス 1 杯,日本酒コップ半分,ビール 350 mL を示す.
FAS:fetal alcohol syndrome,胎児アルコール症候群

カフェイン	
1 日のカフェイン	妊娠・胎児への影響
200 mg 未満*	なし
6 杯以上	流産のリスクが高まる カフェインの過剰摂取により低出産体重児が増えるという報告もある

*カフェイン 200 mg 未満:コーヒー約 2 杯/日,紅茶約 4~5 杯/日

飲料中カフェイン含有量		
飲料(100 mL 当たり)	カフェイン量	備考
レギュラーコーヒー	60 mg	コーヒー豆の粉末 10 g を熱湯 150 mL で浸出
インスタントコーヒー	57 mg	インスタントコーヒー粉末 2 g を 140 mL に溶かす
煎茶	20 mg	茶葉 10 g に 90°Cの湯 430 mL を加え 1 分浸出
紅茶	約 30 mg	茶葉 5 g に熱湯 360 mL を加え 1.5〜4 分浸出
ウーロン茶	約 20 mg	茶葉 15 g に 90°Cの湯 650 mL を加え 2.5 分浸出

GH 121 排泄行動 適切

定義 妊娠週数に応じた排泄行動がとれている状態

診断指標

① 非妊時の排泄習慣が言える
② 妊娠経過と排泄の関係を知っている
③ 排便・排尿を我慢しないよう心がけている
④ 排泄が安全にできるように工夫している
⑤ 排泄が安楽にできるように工夫している

GH 122 排泄行動 要支援

診断指標の一部に合致しない点がみられる時に用いる

例 □不適切な排泄行動
□安全の配慮不足
□安楽の工夫不足

●頻尿の原因とその対策

原因	妊娠初期に出現する排尿回数の増加は，循環血液量の増加，急激に増大する妊娠子宮の膀胱への圧迫，およびホルモンの作用による膀胱粘膜の充血などが原因である．妊娠後期では，子宮と胎児下降によって膀胱と骨盤神経が圧迫されることにより起こる
症状	妊娠初期・後期に生じやすい
判別ポイント	▸尿路感染症(膀胱炎など)の症状 ▸切迫早産症状 ▸排尿時苦痛を伴う ▸尿量減少 ▸非妊時からの泌尿器系疾患
快適に乗り切るための対策	▸尿意を我慢しない ▸尿漏れパッドを活用する ▸排尿時いきまない ▸骨盤底筋体操を行う ▸就寝前2〜3時間の水分摂取を控える

●骨盤底筋体操

①床に座り，壁にもたれ，両膝を軽く開いて立てる
②片手を下腹部にあて，身体をリラックスさせる
③肛門や膣をおなか側にじわじわと引き上げるように締める．そのまま 5～14 秒キープ
④ゆっくり身体の力を抜き 40～50 秒リラックス
⑤1 分間に行う「しめる」「ゆるめる」のサイクルを 10 回繰り返す（合計 10 分）
▸毎日続けることで効果が期待できる

●便秘の原因・症状とその対策

原因	▸プロゲステロン産生亢進の影響による消化管蠕動運動の抑制 ▸つわりによる食事摂取不足と脱水 ▸妊娠後期は子宮増大による腸管への圧迫や腹筋・横隔膜の運動低下 ▸排便の遅延による腸壁からの水分の再吸収 ▸不適切な食事内容や量（偏食・ダイエット・極端に少ない食事量） ▸ストレス
症状	▸何日も便が出ない ▸下腹部痛 ▸腹部膨満 ▸残便感 ▸硬便 ▸食欲の減退，不振 ▸悪心・嘔吐
判別ポイント	消化器疾患
快適に乗り切るための対策	**【食事】** ▸1 日 3 食きちんととる（特に朝食） ▸食物繊維の摂取量を増やす ▸脂質を適切に摂取する ▸水分摂取を増やす
	【生活習慣】 ▸十分な睡眠（早寝・早起き） ▸便意を我慢しない ▸排便時いきまない ▸時間を決めてトイレに行く習慣をつける ▸散歩など適度な運動をする ▸入浴する ▸ツボを刺激する

GH 131 睡眠・休息 適切

定義 妊娠週数に応じた睡眠・休息がとれている状態

診断指標

① 睡眠時間がとれている
② 熟睡感がある
③ 休息をとっている
④ 入眠しやすい方法をもっている
⑤ 身体的リラクゼーションを取り入れている

GH 132 睡眠・休息 要支援

診断指標の一部に合致しない点がみられる時に用いる

例

□入眠困難	□不眠	□不十分な休息
□惰眠	□浅眠	□疲労感
□夜更かし	□倦怠感	□眠気

●不眠の原因・症状とその対策

原因	▸妊娠初期：妊娠への不安，頻尿，身体の変化に対応できないことなど ▸妊娠後期：夜間の頻尿，夜間の頻回な胎動，分娩への不安など
症状	▸入眠困難 ▸眠りが浅い ▸頻繁に目が覚める ▸疲労感 ▸倦怠感 ▸イライラ
対策	▸適度に運動をする(散歩，マタニティヨガ･マタニティスイミング，妊婦体操など) ▸リラクゼーションを取り入れる(弛緩法，呼吸法，アロマセラピー，マッサージ，足浴など) ▸環境を調整する(部屋を静かな状態にする，薄暗くする，音楽を流すなど) ▸就寝前に以下のことに気をつける(カフェインの多いものを飲用しない，テレビ・スマートフォン・パソコンなどを長時間みない，ぬるめの湯につかるなど)

GH 141 動作・運動 適切

定義 妊娠週数に応じた動作と運動が行われている状態

診断指標

① 正しい姿勢を心がけている
② 妊娠週数に応じた動作を知っている
③ 身体の変化に応じた動作を工夫している
④ 妊娠週数に応じた運動を行っている

GH 142 動作・運動 要支援

診断指標の一部に合致しない点がみられる時に用いる

例 □不自然な姿勢 □動作の工夫不足
□無理な動作 □無理な運動 □運動不足

●妊娠による姿勢の変化

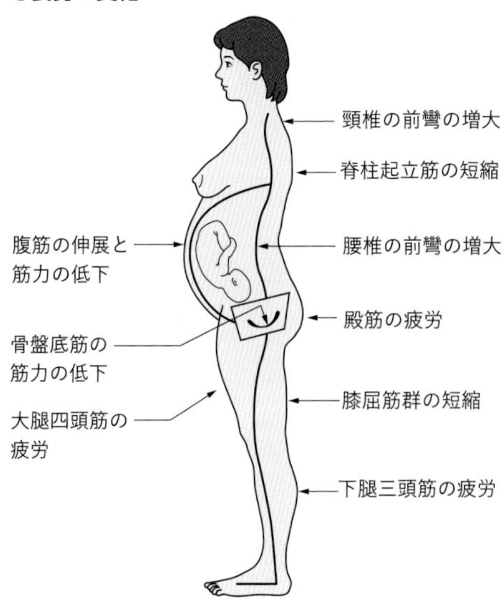

●身体的特徴をふまえた日常生活動作の基本

① 正しい姿勢：足を肩幅に開き体重を足の裏全体にかけるようにして，軽く胸を張りまっすぐに前を見る
② 歩行：正しい姿勢のままで行う
③ 物を持ち上げる時：かがみこみ足を広げ，背中を伸ばして物を膝の上にのせてゆっくり立ち上がる
④ 階段の昇降：手すりをつかんで足はしっかり床につけゆっくりと昇降する
⑤ 椅子に座る：椅子の背もたれと脊柱の間が空かないよう深く腰を掛ける
⑥ 同一姿勢：長時間立位や座位を続けることは避ける
⑦ 上の子の抱き方：座って膝の上に乗せると，おなかを圧迫しない

●身体活動レベル別にみた活動内容と活動時間の代表例

身体活動レベル[*1]	低い(Ⅰ)	ふつう(Ⅱ)	高い(Ⅲ)
	1.50 (1.40〜1.60)	1.75 (1.60〜1.90)	2.00 (1.60〜2.20)
日常生活の内容	生活の大部分が座位で，静的な活動が中心の場合	座位中心の仕事だが，職場内での移動や立位での作業・接客等，通勤・買い物での歩行，家事，軽いスポーツ，のいずれかを含む場合	移動や立位の多い仕事への従事者．あるいは，スポーツ等余暇における活発な運動習慣を持っている場合
中程度の強度(3.0〜5.9メッツ)の身体活動の1日当たりの合計時間(時間/日)	1.65	2.06	2.53
仕事での1日当たりの合計歩行時間(時間/日)	0.25	0.54	1.00

*1 代表値．(　)内はおよその範囲．
〔厚生労働省：日本人の食事摂取基準(2020年版)「日本人の食事摂取基準」策定検討会報告書，p76〕

●妊婦運動の禁忌

絶対的禁忌	心疾患，破水，早期の陣痛，出血，頸管無力症，多胎妊娠，前置胎盤，3回以上の自然流産
相対的禁忌	高血圧，貧血または他の血液疾患，甲状腺疾患，糖尿病，動悸または不整脈，妊娠後期の骨盤位，極端な肥満・やせ，早産の既往，胎児発育不全の既往，妊娠中出血の既往，極端な非活動的な生活習慣

●自覚的（主観的）運動強度（RPE）

（有酸素運動をどのような強さで実施するかの目安）

RPE スコア	自覚度	強度（%）	心拍数（/分）		運動の目安	連続運動の目安
			30 歳代	20 歳代		
20 19	（限界） 最高にきつい	100	185	190		
18 17	非常にきつい	90	170	175		
16 15	きつい	80	160	165		
14 13	ややきつい	70	145	150	↓	
12 11	やや楽である	60	135	135	↓	↓
10 9	楽である	50	120	125	↓	↓
8 7	非常に楽である	40	110	110	↓	↓
6 5	最高に楽である	30	95	95		

〔日本臨床スポーツ医学会学術委員会産婦人科部会（編）：妊婦スポーツの安全管理，p12，文光堂，2004より改変〕

●妊婦スポーツの安全管理基準

1. 母児の条件

1）現在の妊娠が正常で，かつ既往の妊娠に早産や反復する流産がないこと
2）単胎妊娠で胎児の発育に異常が認められないこと
3）妊娠成立後にスポーツを開始する場合は，原則として妊娠 12 週以降で，妊娠経過に異常がないこと
4）スポーツの終了時期は，十分なメディカルチェックのもとで特別な異常が認められない場合には，特に制限しない

2. 環境

1）真夏の炎天下に戸外で行うものは避ける
2）陸上のスポーツは，平坦な場所で行うことが望ましい

3. スポーツ種目

1）有酸素運動，かつ全身運動で楽しく長続きするものであることが望ましい
2）妊娠前から行っているスポーツについては，基本的には中止する必要はないが，運動強度は制限する必要がある
3）競技性の高いもの，腹部に圧迫が加わるもの，瞬発性のもの，転倒の危険があるもの，相手と接触したりするものは避ける
4）妊娠 16 週以降では，仰臥位になるような運動は避ける

4. メディカルチェック

1）妊婦スポーツ教室を実施する場合
a．医療施設が併設されているか，あるいは緊密な連携体制が確立していること
b．運動開始前後に母体血圧，心拍数，体温，子宮収縮の有無，胎児心拍数測定などのメディカルチェックが実施できること
2）個人でスポーツを行う場合
a．スポーツを行っていることを産科主治医に伝えること
b．スポーツ前後に心拍数を測定し，スポーツ終了後には子宮収縮や胎動に注意すること
c．体調に十分に注意し，無理をしないこと

5. 運動強度

1）心拍数で 150 bpm 以下，自覚的運動強度としては「ややきつい」以下が望ましい
2）連続運動を行う場合には，自覚的運動強度としては「やや楽である」以下とする

6. 実施時間

1）午前 10 時〜午後 2 時の間が望ましい
2）週 2〜3 回で，1 回の運動時間は 60 分以内とする

7. その他

1）高血圧症，糖尿病，肥満症などの妊婦中の合併症の予防と治療を目的とする運動療法は，専門医と相談の上で，十分に注意して実施すること

〔日本臨床スポーツ医学会学術委員会産婦人科部会，2005〕

GH 151 清潔行動 適切

定義 妊娠週数に応じた清潔行動がとれている状態

診断指標

① 清潔な衣類を着用している
② 皮膚の清潔を保っている
③ 手指の清潔を保っている
④ 口腔内の清潔を保っている
⑤ 陰部の清潔を保っている

GH 152 清潔行動 要支援

診断指標の一部に合致しない点がみられる時に用いる

例 □身体の清潔不足(口腔内・陰部など)
□衣類の清潔不足

●妊娠時の主な口腔内変化と原因・対策

変化	原因	対策
齲歯・歯痛 歯肉炎・歯周病 妊娠エプーリス 口内炎 口臭	①内分泌環境の変化 エストロゲン・プロゲステロンの産生亢進 ②生活環境の変化 ▸酸性食品摂取頻度の増加 ▸唾液の酸性化 ▸口腔ケアがおろそか ▸歯肉の免疫力の低下	歯口清掃 規則的な食生活 歯科治療 (妊娠14〜27週頃)

類型2 精神・心理的生活行動

GH 211 情緒 安定

定義 感情の調整ができ，落ち着いて行動している状態

診断指標

① 表情が穏やかである
② 笑顔がみられる
③ 喜怒哀楽をコントロールしている
④ 筋道をたてて話している
⑤ 自分の考えを表現できている
⑥ 相手を見つめて話している
⑦ 相手の話を聞こうとしている
⑧ 場に応じた態度がとれている

GH 212 情緒 要支援

診断指標の一部に合致しない点がみられる時に用いる

例
- □無表情
- □落ち着きがない
- □多弁
- □目を合わせない
- □涙もろい

●妊娠期の内分泌変化と情緒的変化

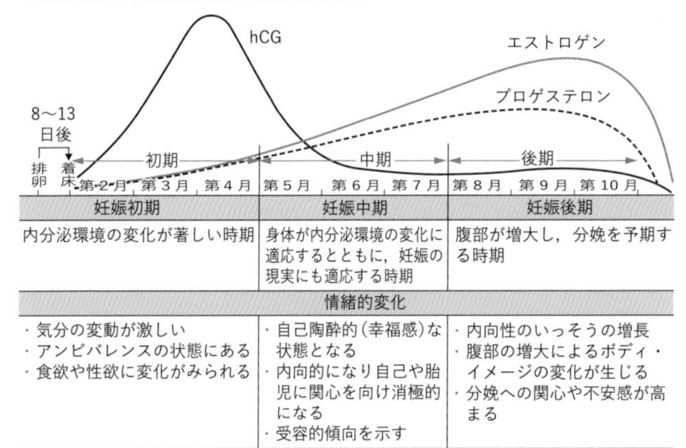

妊娠初期	妊娠中期	妊娠後期
内分泌環境の変化が著しい時期	身体が内分泌環境の変化に適応するとともに，妊娠の現実にも適応する時期	腹部が増大し，分娩を予期する時期

情緒的変化		
・気分の変動が激しい ・アンビバレンスの状態にある ・食欲や性欲に変化がみられる	・自己陶酔的（幸福感）な状態となる ・内向的になり自己や胎児に関心を向け消極的になる ・受容的傾向を示す	・内向性のいっそうの増長 ・腹部の増大によるボディ・イメージの変化が生じる ・分娩への関心や不安感が高まる

●感情の種類

基本感情	感情の定義	派生感情
喜び	要求や期待が叶ったり，叶いそうな時の感情	うれしい，楽しい，快感，愛しい，やすらぎ，共感，満足，幸せ，安心，自信，好意，感謝，感動，成長，期待，興味，勇気，尊敬，解放感，願望，決意，意欲，あこがれ，充実感，使命感，希望
不安	要求や期待したいものに見通しがつかない時の感情	恐れ，心配，あせり，気がかり，パニック，生命危機の恐怖，見捨てられる恐怖，自己否定の恐怖
怒り	当然こうあるべきという思求や期待がそうならない時の感情	不満，くやしい，嫌悪感，嫉妬，軽べつ，不信，敵意，攻撃心，拒否感，憤り，憎しみ，うらみ，むかつく，自己嫌悪，後悔，同情心，恥ずかしい，自責，罪悪感，（強い）情けなさ
悲しさ	要求や期待したいものを失ったり，満たされない時のあきらめの感情	寂しい，虚しい，失望，孤独感，無力感，絶望，喪失感，切ない，不条理，悲哀，あきらめ，（弱い）情けなさ
苦しさ	期待どおりいかないことが続く時の感情	つらい，苦痛，しんどい，苦悩

〔小森まり子（著），宗像恒次（編著）：看護に役立つヘルスカウンセリング，p42，メヂカルフレンド社，1999〕

GH 221 不安への対処行動 適切

定義 妊娠・出産・育児にかかわる不安に対して，主体的に解決しようとしている状態

診断指標

① 不安の表出ができている
② 自分なりに対処している
③ 心のよりどころをもっている
④ 相談相手がいる

GH 222 不安への対処行動 要支援

診断指標の一部に合致しない点がみられる時に用いる

例
- □ 不安の表出が少ない
- □ 不適切な対処行動
- □ 心のよりどころをもっていない
- □ 相談相手がいない

●不安の対処行動が不十分となる因子

1. 対処行動に関心がない
2. 対処行動をやり遂げる意欲がない
3. 対処行動を毎日の生活に組み込むことができない
4. 日々の生活において，対処行動に合った選択ができない
5. 対処行動の阻害因子を減らすことができない
6. 医療者から指導された対処行動の実施に対して困難感をもっている
7. 誤った思い込み行動をする
8. 行動を先延ばしにする癖がある
9. 新しい行動を取り入れるのをためらう
10. 自分の力量を現実的に認識しない
11. 他人の意思に依存する
12. 他者の考えや情報を共有することは不得意である
13. サポート体制の活用が不十分である
14. パートナーとの関係が不十分である
15. 家族との関係が不十分である

●妊娠中の妊婦とパートナーが困った事柄の内容

妊婦	パートナー
▸ **妊娠中の異常** 切迫流早産・骨盤位・貧血・妊娠高血圧症候群・妊娠糖尿病	▸ **妊娠中の異常** 切迫流早産・骨盤位・貧血・妊娠高血圧症候群・妊娠糖尿病
▸ **マイナートラブル** つわり・便秘・痔・腰痛・こむらがえり	▸ **マイナートラブルに悩む妊婦への対応** つわり・便秘・痔・腰痛・こむらがえり
▸ **妊娠経過・既往疾患について** 前回流産・栄養バランス・体重コントロール・出産準備	
▸ **胎児について** 奇形の有無・正常な発育の有無・アレルギーの有無・卵巣囊腫・子宮筋腫	▸ **胎児について** 奇形の有無・正常な発育の有無・アレルギーの有無・子どもの名前
▸ **分娩に対して** 漠然とした不安・前回帝王切開・入院の時期・破水の対応	▸ **分娩に対して** 漠然とした不安・出産の立ち会い
▸ **出産施設** 里帰りの時期・施設選択	▸ **出産施設** 妊婦の里帰りの時期・施設選択
▸ **入院中のこと** 上の子どもの世話・パートナーの世話(食事の用意，洗濯，掃除)	▸ **入院中のこと** 家事，上の子どもの世話
▸ **産後の家事・育児に対して** 安静の可否・協力者の有無	▸ **産後の家事・育児に対して** 安静の可否・協力者の有無
▸ **生活環境要因** 仕事との両立・育児休暇の期間・職場復帰	▸ **生活環境要因** 妊婦が入院中の家事
	▸ **パートナー自身の問題** 父親になる自覚がもてるか

GH231 妊娠の価値 適切

定義 妊娠したことを誇りにしている状態

診断指標

①妊娠を肯定的に受け止めている
②妊娠している自分を尊重している
③妊娠している自己を顕示する行動がみられる
④妊娠したことに対する満足感を表出している
⑤胎児を大切にする言動がみられる

GH232 妊娠の価値 要支援

診断指標の一部に合致しない点がみられる時に用いる

例 □妊娠に対する否定的言動
□妊娠に対する低い自尊心

GH 241 妊娠の受容 適切

定義 妊娠していることを認め，受け入れている状態

診断指標

① 妊娠したことを喜んでいる
② 妊娠したことをパートナーや家族に知らせている
③ 定期的に受診している
④ 胎児心拍を嬉しそうに聞いている
⑤ 超音波画像で胎児の状態を嬉しそうに見ている
⑥ 腹部をいたわっている
⑦ 仕事や家事を調整している

GH 242 妊娠の受容 要支援

診断指標の一部に合致しない点がみられる時に用いる

例
- □ 困惑した言動
- □ 胎児への関心が低い
- □ 不定期な受診
- □ 仕事や家事の調整不足

●妊娠期における母性意識の形成発展

妊娠は女性にとって，多くの場合，喜ばしい経験である．結婚した女性の多くは，妊娠を待ち望み，妊娠の自覚を喜ばしく誇らしい気持ちで迎える．その気持ちは，母性意識の1つの現れである．しかし，必ずしもその気持ちを味わえない女性や，否定的ですらある女性もいる．それには，それまでの母性意識の形成の度合や，その女性をとりまく環境や諸々の事情があることが考えられる．

a）母性意識形成への肯定的要因

- 妊娠を喜ぶ，受け入れる気持ち
- 胎児の存在(超音波画像，胎動，胎児心音)の自覚
- 母親としての準備(母親学級への参加，妊婦健診の受診，分娩準備教室への参加，育児用品の購入や作製，育児室の準備)
- 父親(パートナー)が妊娠を喜ぶ，父親としての準備をする
- 父親が｢妊婦の生活｣に理解を示し，家事などに協力する
- ソーシャルサポートがある(実母などの家族，友人，知人の支援がある)
- 専門家(産婦人科医，助産師，看護師，保健師など)の支援がある
- 仲間(妊婦，乳幼児を育児中の母親)との交流

b）母性意識形成の否定的要因

- 妊娠中の身体的な不快感(頻尿，つわり，手のむくみやしびれ，腰痛ほか)
- 妊娠による心理的喪失体験(趣味，仕事の継続の不可能さ，仲間との交流の不自由さ)
- 妊娠の経過，妊娠による母体の変化や胎児の成長，その反応などに関する知識の不足による不安や戸惑い
- 分娩や育児に関する知識や経験がないことによる不安
- パートナー，実母の妊娠や妊婦の生活への否定的言動や過干渉
- 妊婦や育児中の女性の仲間からの支援がなく，家の中での閉じこもりの生活
- 専門的な支援のなさ

〔青木康子編：母性保健をめぐる指導・教育・相談そのI(ライフ・サイクル編)，p38，ライフ・サイエンス・センター，1998より一部改変〕

GH 251 ボディ・イメージの変化 受容

定義 妊娠による体型の変化を受け入れ，対処している状態

診断指標

① 妊娠経過に応じた体型の変化を知っている
② 腹部の増大に応じて保護している
③ 乳房保護のための下着を着けている
④ 体型の変化に応じた服装をしている
⑤ 外出することをいとわない
⑥ 身体的変化を話題にしている

GH 252 ボディ・イメージの変化 要支援

診断指標の一部に合致しない点がみられる時に用いる

例 □体型の変化へのこだわり
□不適切な服装

類型3 社会的生活行動

GH 311 パートナーとの関係 良好

定義 パートナーとの関係に満足している状態

診断指標

① 妊娠・出産・育児に関する話題が増えている
② お互いにいたわり合っている
③ パートナーのことを話すとき表情が明るい
④ 配慮された性生活が行われている
⑤ 相互に連絡をとることができる

GH 312 パートナーとの関係 要支援

診断指標の一部に合致しない点がみられる時に用いる

例 □パートナーとの関係不良
□パートナーとのコミュニケーション不足

●妊娠中・出産後における父親の情緒的反応

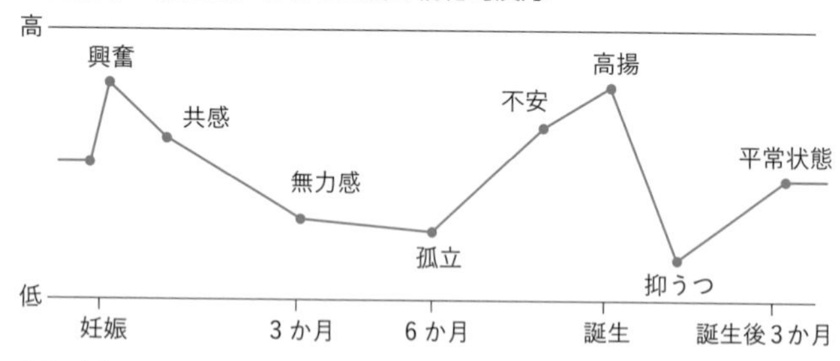

父親は妊婦のように身体的な変化をしないため，妊娠期間中における父性意識の発達の度合いは低く，発達過程や表出のしかたが異なる．妊婦の腹部の変化や胎動や超音波画像などを通して父親になる自覚が形成される．
〔Robinson, BE & Barret, RL：The Developing Father：Emerging Roles in Contemporary Society, Guilford Press, 1986〕

GH 321 家族関係 良好

定義 家族内の人間関係が円満に保たれている状態

診断指標

① 家族内に共通の話題がある
② 生活習慣，家族内行事を大切にしている
③ 相互に関心を示し，何でも話し合えている
④ 家族内の話題を明るい表情で話す
⑤ 相互に連絡をとることができる

GH 322 家族関係 要支援

診断指標の一部に合致しない点がみられる時に用いる

例 □家族に対する不満
□家族内におけるコミュニケーション不足

GH 331 支援体制 良好

定義 妊娠・出産・育児に必要なサポート体制作りがなされ，いつでも活用できる状態

診断指標

①キーパーソンをもっている
②家族・親族の協力が得られている
③友人・知人の協力が得られている
④近隣の協力が得られている
⑤職場の協力が得られている
⑥社会資源の活用ができている

GH 332 支援体制 要支援

診断指標の一部に合致しない点がみられる時に用いる

例
- □キーパーソンをもっていない
- □家族や親族との協力不足
- □友人や知人との協力不足
- □近隣との協力不足
- □職場との協力不足
- □社会資源の活用不足

GH 341 役割調整 適切

定義 妊娠によって生じる家族間の役割変化を認識し，調整できている状態

診断指標

① 家族が妊娠を受容している
② 妊娠中および産後の家族間の役割分担ができている
③ 上の子の世話について家族間で調整している

GH 342 役割調整 要支援

診断指標の一部に合致しない点がみられる時に用いる

例
- □ 妊娠に対する家族の受容不足
- □ 家族間における役割調整不足
- □ 上の子に対する配慮不足

●出産期家族の発達課題

1. 子どものためのスペース（テリトリー）を準備すること
2. 妊娠，出産と養育に必要な資金を調達すること
3. 子どもの世話と養育に対する責任をお互いに負うこと
4. 家族メンバーの役割学習を促進すること（母親役割，父親役割を引き受けること）
5. 新生児や幼児を受け入れるために生じる家族内のコミュニケーションパターンの変化に適応すること
6. 次の子どもについて計画をたてること
7. 世代間パターンを再編成すること（祖父母と孫のサブシステムの確立）
8. 家族メンバーの動機づけと意欲を維持すること
9. 家族の慣習と日課を確立すること

〔Duvall, E：Marriage and Family Development（5 th ed），JB Lippincott, 1977/我部山キヨ子・武谷雄二（編）：助産学講座 6　助産診断・技術学Ⅱ（1）妊娠期 第 5 版，p264，医学書院，2013〕

類型4 出産育児行動

GH 411 マイナートラブルの対処行動 適切

定義 症状を軽減するための行動がとれている状態

診断指標

①マイナートラブルについて知っている
②現在の症状がマイナートラブルであることがわかっている
③症状を軽減する方法を知っている
④自分なりに対処している

GH 412 マイナートラブルの対処行動 要支援

診断指標の一部に合致しない点がみられる時に用いる

例 □対処方法をもっていない
□不適切な対処行動

●妊娠中のマイナートラブルの発生時期と頻度

マイナートラブル	0 4 8 12 16 20 24 28 32 36 40（週）	発生頻度
悪心・嘔吐（つわり）		50～80%
胸やけ（胃症状）		10～30%
腰背部痛		50～70%
便秘		2～60%
痔（痔核）		約 30%
下腹部痛		35～40%
頭痛・頭重感		5～15%
眠気		50～55%
不眠		25%
めまい・立ちくらみ		5～40%
息切れ（動悸）		5～10%
妊娠顔貌		30～70%
毛髪のトラブル		数%
歯ぎん（肉）出血		30～75%
鼻出血		25～30%
瘙痒感		30%
妊娠性帯下		60～65%
月経様出血		数%
頻尿・尿失禁・排尿困難		85%
下肢痙攣		40～60%
静脈瘤		5～20%
下肢の軽い浮腫		25%
四肢のしびれ		10～15%

〔堀口　文：マイナートラブルとは何か，妊娠中の不快症状と起こりやすい時期．助産婦雑誌 48(9)：712，1994／竹中　美：妊婦のマイナートラブルとその保健指導，松本清一(編)：新時代の母子保健指導，pp274-286，ライフ・サイエンス・センター，1986 を参考に作成〕

GH 421 身体的準備 適切

定義 妊娠経過に応じて出産に向けての身体的準備ができている状態

診断指標

① 身体的準備の必要性を知っている
② 出産に向けての身体づくりをしている
③ 身体の保温に心がけている
④ 乳房の状態に適した手当てを行っている
⑤ 呼吸法を練習している
⑥ 弛緩法(筋肉のコントロール)を練習している

GH 422 身体的準備 要支援

診断指標の一部に合致しない点がみられる時に用いる

例 □準備不足(乳房の手当て，呼吸法・弛緩法)
□冷え

●冷え症と腹部の冷えの自覚

「冷え症の妊婦」の 81.7% ──→「腹部の冷えの自覚」あり
「冷え症でない妊婦」の 88.7% ──→「腹部の冷えの自覚」なし
「冷え症」と「腹部の冷えの自覚」の一致率 ──→ 85.2%($p < 0.001$)

〔中村幸代，堀内成子，他：妊婦の冷え症と前期破水における因果効果の推定—傾向スコアにおける交絡因子の調整．日本助産学会誌 26(2)：194-195，2012 をもとに作成〕

●冷え症と分娩の異常(冷え症でない妊婦との比較)

冷え症	早産になる割合 → 3.4 倍 前期破水になる割合 → 1.7 倍 微弱陣痛が起こる割合 → 2.0 倍 遷延分娩が起こる割合 → 2.4 倍 弛緩出血を起こす割合 → 1.2 倍

〔中村幸代，堀内成子，他：妊婦の冷え症と微弱陣痛・遷延分娩との因果効果の推定—傾向スコアにおける交絡因子の調整．日本看護科学会誌 33(2)：3-12，2013 をもとに作成〕

GH 431 心の準備 良好

定義 出産するのは自分であると自覚し，安心して出産に臨む姿勢ができている状態

診断指標

① 産むのは自分であるとわかっている
② 分娩経過のイメージをもっている
③ 分娩開始時の行動が計画されている
④ 分娩は異常に移行する場合があることもわかっている
⑤ 子どもに会えることを楽しみにしている
⑥ 出産場所を決めている

GH 432 心の準備 要支援

診断指標の一部に合致しない点がみられる時に用いる

例 □ 出産に対する自覚不足
□ 出産に対するイメージ不足
□ 不十分な計画

GH 441 バースプラン 適切

定義 自分の出産をイメージし，出産に対する具体的な計画ができている状態

診断指標

① 出産方法の希望をもっている
② 出産体位の希望をもっている
③ 分娩期の処置に対する具体的な希望をもっている
④ 分娩直後の児との早期接触の希望をもっている
⑤ 授乳方針について考えをもっている
⑥ 育児について考えをもっている
⑦ 分娩期の過ごし方をイメージしている

GH 442 バースプラン 要支援

診断指標の一部に合致しない点がみられる時に用いる

例 □出産方法などの希望がない
□分娩時のイメージができていない

●バースプランの内容

- どのような出産をしたいか
- 陣痛室ではどのように過ごしたいか：
  音楽を流すかどうか(どんな音楽がいいか)／お気に入りの香りを使いたいか，部屋は明るいほうがいいか，暗めがいいか／LDR(陣痛室・分娩室・回復室が一体になった部屋での出産)を望んでいるか，など
- 誰に付き添ってもらいたいか：パートナー，上の子，母親，友人など
- 付き添いの人にはどのような援助してもらいたいか：
  手を握る，背中をさする，など
- どのような出産方法を希望するか：
  アクティブバース，水中出産，無痛分娩，和痛分娩
- 分娩時の処置に対してどのような要望があるか：
  会陰切開をしたくない／新生児との早期接触をしたい，など
- 分娩直後，授乳のしかたや家族との過ごし方にどのような要望があるか
- 児の栄養方法についてどのように考えているか：
  人工乳を足さない完全母乳栄養を希望なのか，できれば母乳で育てたいのか，混合栄養で育てたいのか，人工乳で育てたいのか，など
- 入院中の育児についてどのように考えているか
- 退院後の生活や育児についてどのように考えているか
- (経産婦の場合)前の出産のよかった点，不満だった点は何か
- 帝王切開になった場合の要望など

GH 451 必要物品の準備 適切

定義 出産・育児に必要な物品を計画的に準備している状態

診断指標

① 必要な物品の種類と数を知っている
② 計画に沿って準備している
③ 入院に必要な物品がまとめられている
④ 出血・破水時に必要な物品が確保されている

GH 452 必要物品の準備 要支援

診断指標の一部に合致しない点がみられる時に用いる

例 □準備不足
□費用の準備困難

●準備しておく育児用品

品名		アドバイス
衣類・おむつ	肌着(4～5 枚) 長着(3～4 枚) 上着(2～3 枚) 紙おむつ(1 ケース) おしりふき (布おむつの場合) 布おむつ(30～40 枚) おむつカバー(4 枚程度) おむつライナー	新生児サイズは 50. サイズ 60 を買うと長く着られる 頸が据わるまでは前開きタイプ テープタイプの新生児サイズ かなり使用するためまとめて購入しておくとよい
寝具	赤ちゃん用布団一式 掛け布団(1 枚) 敷き布団(1 枚) シーツ(2～3 枚)	ベビーベッドは家庭の状況に合わせて準備 毛布・タオルケットは季節によって準備
沐浴・衛生用品	ベビーバス(1 個) ガーゼハンカチ(10 枚程度) バスタオル(2～3 枚) ベビーソープ(1 個) ベビー用綿棒(1 セット) ベビー用爪切り(1 個) 湯温計	沐浴布としても使用 温度の感覚をつかむため必要時準備
授乳用品	哺乳瓶(1 本) 乳首(1～2 個) 粉ミルク(小缶 1 個)	200 mL 授乳方法を考慮して選択 母乳育児希望者も念のため準備
その他	おむつ用ゴミ箱(1 個) チャイルドシート ベビーカー 抱っこひも 電子体温計	おむつ専用でフタが足で踏み開くタイプが便利 退院時車で帰る人はすぐ必要 産後必要に応じて購入 産後必要に応じて購入 大人用で可

GH 461 出産・育児の学習行動 適切

定義 出産・育児に対する学習に取り組んでいる状態

診断指標

① 自分から積極的に質問している
② 母親(両親)学級を受けている(計画している)
③ 出産・育児に関する書籍，メディアなどから情報を得ている
④ 育児経験者などから情報を得ている
⑤ 出産・育児用品売り場などから情報を得ている
⑥ 出産・育児に必要な費用について情報を得ている

GH 462 出産・育児の学習行動 要支援

診断指標の一部に合致しない点がみられる時に用いる

例 □学習不足
□情報過多による混乱
□無関心

分娩期
の
マタニティ診断

類型1 分娩時期

LP 110 正期産の範囲である

定義 分娩開始が妊娠37週以降42週未満である

診断指標

① 分娩予定日前3週以内
② 分娩予定日後2週未満

類型 2 分娩開始

LP 210 分娩開始が近づいている

定義 分娩開始の前兆があり，開始の可能性が高い状態

診断指標

① 不規則な陣痛がある(前駆陣痛)
② 頸管粘液の分泌がある(血性分泌物を含む)
③ 子宮頸管が熟化している
④ 児頭が固定している

LP 220 分娩が開始している

定義 規則的な陣痛が継続し，分娩進行が予測される状態

診断指標

① 陣痛周期が 10 分以内である
② 陣痛が 1 時間に 6 回以上である

LP 230 分娩が切迫している

定義 分娩第 2 期の様相を呈している

診断指標

① 児の娩出感を訴える
② 努責がみられる
③ 陣痛間欠が 1～2 分である
④ 肛門の哆開がみられる

●分娩開始の前兆

1）子宮底の下降感と心窩部の空虚感	5）胎動の減弱感
2）腹部の緊張感	6）腹部の緊張感や腰痛
3）腹部の発作性の軽い疼痛	7）鼠径部の牽引痛
4）頻尿，残尿感	8）白色の頸管粘液の分泌

●頸管の開大と標準的な経過

	分娩第 1 期（開口期）				分娩第 2 期（娩出期）
	潜伏期	活動期			
		加速期	極期	減速期	
子宮口	2.0～2.5 cm	2～4 cm	急速に 9 cm まで開大	9～10 cm	10 cm
初産婦	平均 8.5 時間	2 時間以内	約 2 時間	2 時間	1 時間半～2 時間
経産婦	平均 5 時間	1 時間以内	約 1 時間	数分	30 分～1 時間
備考	この時期の長短は全分娩所要時間を左右する．軟産道の強靱，陣痛微弱の場合は，この時間が延長する．		児頭の下降が始まる	児頭の下降が著しい．下降がないと，児頭骨盤不均衡（CPD），回旋異常を考える．	

〔荒木 勤：最新産科学・正常編 改訂第 22 版，p272，文光堂，2008 より一部改変〕

●フリードマン曲線による分娩経過

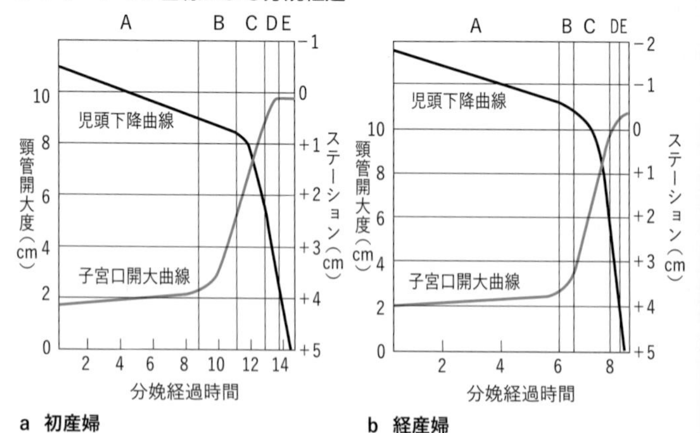

A：潜伏期，B：加速期，C：最大傾斜期，D：減速期，E：分娩第 2 期

〔a は Friedman EA：Primigravid labor. A graphicostatistical analysis. Obstet Gynecol 6：567，1955，b は Friedman EA：Labor in multiparas. A graphicostatistical analysis. Obstet Gynecol 8：691，1956〕

類型 3 分娩経過

LP 310-1 分娩第 1 期 潜伏期である

定義 分娩開始から子宮口が 3 cm 程度開大するまでの時期

診断指標

① 陣痛間欠が 7～10 分である
② 陣痛発作持続時間が 15～30 秒である
③ 子宮頸管の軟化・展退が始まっている
④ 児頭は第 1 回旋が行われ，下降しつつある
⑤ 内診により坐骨棘は触知できる
⑥ 胎児心音は臍棘線の中央付近で聴取できる
⑦ 血性分泌物がみられる

LP 310-2 分娩第 1 期 活動期である

定義 子宮口が 3 cm から全開大するまでの時期

診断指標

① 陣痛間欠が 2～6 分である
② 陣痛発作持続時間が 30～60 秒である
③ 子宮頸管の展退・開大が進行している
④ 第 2 回旋が行われている
⑤ 内診により坐骨棘は触知できなくなる
⑥ 血性分泌物が増加する
⑦ 破水が生じることがある
⑧ 胎児心音の聴取部位が正中線下方に移動する
⑨ 子宮口が全開大に近づくと努責感を伴うことがある

●ビショップスコア

所見＼点数	0	1	2	3
子宮口開大度(cm)	0	1〜2	3〜4	5〜6
展退度(%)	0〜30	40〜50	60〜70	80以上
児頭下降度(cm)	−3	−2	−1〜0	+1以上
子宮頸部の硬さ	硬	中	軟	
子宮口の位置	後	中	前	

1) 総合得点9点以上を成熟とする.
2) 分娩誘発を行う場合，8〜10点は24時間以内に90%が成功する.
3) 0〜4点は容易には分娩に至らない.
〔荒木 勤：最新産科学・正常編 改訂第22版，p271，文光堂，2008より一部改変〕

●分娩所要時間

	産婦の状況	初産婦	経産婦
分娩第1期	分娩開始から外子宮口開大までの時間	10〜12時間	4〜6時間
分娩第2期	子宮口開大から胎児娩出までの時間	2〜3時間	1〜1.5時間
分娩第3期	胎児娩出から後産娩出までの時間	15〜30分	10〜20分
全持続時間		12〜15時間	5〜7時間

- 分娩所要時間は，初産婦では30時間まで，経産婦では15時間までを生理的としている.
- 分娩第3期は，初産婦・経産婦ともに40分以内が正常としている.

LP 320 分娩第 2 期である

定義 子宮口全開大から児娩出に向けて分娩が進行している状態

診断指標

① 陣痛間欠が 1～2 分である
② 陣痛発作持続時間が 50～60 秒である
③ 子宮口が全開大している
④ 努責がみられる
⑤ 肛門の哆開がみられる
⑥ 破水している
⑦ 排臨・発露がみられる
⑧ 第 3 回旋が行われている

LP 330 分娩第3期である

定義 児娩出直後から後産娩出に向けて分娩が進行している状態

診断指標

① 児が娩出されている
② 後産陣痛がみられる
③ 胎盤剝離徴候がみられる
④ 後産の娩出がみられている

●胎盤剝離の徴候

剝離出血	胎盤が剝離することによる出血
Ahlfeld 徴候	胎盤剝離に伴って臍帯が徐々に下降する徴候
Kustner 徴候	恥骨結合上の腹壁を圧迫すると，胎盤剝離後は臍帯が下降し，陰裂より押し出される．剝離前であれば臍帯が腟内へ引き込まれる．
Schroder 徴候	胎盤が剝離すると子宮体が細長くなり，子宮底が上昇し，右へ傾く．それとともに子宮下部は膨隆し柔らかくなる．
Strassmann 徴候	片側の手指で臍帯をもち，もう片方の手で子宮底を軽く叩いたとき，胎盤が剝離していないと，叩いた衝撃が臍帯に伝わる．剝離していると，その衝撃は感じない．
Mikulicz-Radecki 徴候	胎盤が剝離して腟内で下降すると，産婦は便意を催したような圧迫感を感じる．

LP 341 破水の時期 適切

定義 分娩進行に伴い，適時に破水が起こる状態

診断指標

① 分娩開始後である
② 破水は子宮口全開大頃(8～10 cm)である

LP 342 破水の時期 要経過観察

診断指標の一部に合致しない点がみられるが，しばらく様子をみたい時に用いる

例
- □高位破水
- □前期破水
- □早期破水
- □遅滞破水

LP 343 破水の時期 要精査

診断指標の全部あるいは一部に逸脱があり，異常･疾病が疑われ，医師の診断を要する状態の時に用いる

例
- □24 時間経過した前期破水
- □37 週未満の破水

●破水の種類

高位破水	子宮口より上部で起こる破水
前期破水	陣痛開始前の破水
早期破水	開口期の途中での破水
適時破水(正常)	分娩が進行し子宮口が全開大近くに起こる破水
重複破水	高位破水の場合，分娩進行に伴い新たな胎胞が形成されて再度生じる破水
遅滞破水	子宮口が全開大し，胎児が下降しているが破水の起こらないもの

類型4 分娩3要素

LP 411 娩出力 良好

定義 陣痛(強さ・持続時間・周期)，腹圧が分娩の進行に効果的に作用している状態

診断指標

① 子宮口開大に応じた陣痛(強さ・持続時間・周期)である
② 経時的に陣痛間欠が短く，発作が強くなっている
③ 痛みを感じる部位が下腹部，腰部，尾骨部へと移動している
④ 分娩第1期末・娩出期には腹圧を伴う共圧陣痛がみられる

LP 412 娩出力 要経過観察

診断指標の一部に合致しない点がみられるが，しばらく様子をみたい時に用いる

例 □ 微弱陣痛
□ 早期努責

LP 413 娩出力 要精査

診断指標の全部あるいは一部に逸脱があり，異常・疾病が疑われ，医師の診断を要する状態の時に用いる

例 □ 原発性微弱陣痛
□ 続発性微弱陣痛
□ 過強陣痛

●分娩の 3 要素

1. 娩出力 陣痛と腹圧の和が娩出力となる	①陣痛	▸反復性と周期性があり，収縮と休止を交互に繰り返す ▸子宮収縮は不随意に生じるものであるが，その強さは精神状態や膀胱・直腸の充満，疲労により影響される
	②腹圧	▸陣痛発作に伴い，腹壁筋・横隔膜筋・骨盤底筋の収縮・緊張により起こる ▸本来は随意性であるが，分娩末期はほとんど不随意性に起こる
2. 産道	①骨産道	▸胎児とその付属物が通過する骨盤腔（骨盤腔は骨盤入口面・骨盤濶面・骨盤峡面・骨盤出口面の 4 面と，骨盤入口部・骨盤濶部・骨盤峡部・骨盤出口部の 4 空間に区分される） ▸骨盤が正常な大きさと形をもつことが重要
	②軟産道	▸子宮下部・子宮頸管・腟および外陰までの軟部通過管
3. 胎児およびその付属物	①胎児	▸胎児の大きさ，胎位・胎勢が分娩の経過に大きく影響する
	②胎児付属物	▸胎児の頭部の大きさは重要である ▸骨盤を通過しやすいものであるため，分娩機序は特にない

●陣痛の強さの判定基準

〔子宮内圧〕

子宮口開大	4～6 cm	7～8 cm	9 cm～分娩第 2 期
平均陣痛	40 mmHg	45 mmHg	50 mmHg
過強陣痛	70 mmHg 以上	80 mmHg 以上	55 mmHg 以上
微弱陣痛	10 mmHg 以下	10 mmHg 以下	40 mmHg 以下

〔陣痛周期〕

子宮口開大	4～6 cm	7～8 cm	9～10 cm	分娩第 2 期
平均陣痛	3 分	2 分 30 秒	2 分	2 分
過強陣痛	1 分 30 秒以内	1 分以内	1 分以内	1 分以内
微弱陣痛	6 分 30 秒以上	6 分以上	4 分以上	初産　4 分以上 経産　3 分 30 秒以上

〔産婦人科用語問題委員会：陣痛の強さ表現法小委員会報告．日産婦誌 28(2)：213，1976 より一部改変〕

LP 421 軟産道の状態 良好

定義 軟産道が分娩進行とともに変化し，分娩が円滑に行われる状態

診断指標

① 子宮頸管が熟化している
② 子宮頸管の展退および開大がみられる
③ 子宮口の位置・開大・子宮頸管の展退が経時的に進行している
④ 腟・会陰の伸展性がある
⑤ 児頭の下降に応じて腟の軟化伸展がある

LP 422 軟産道の状態 要経過観察

診断指標の一部に合致しない点がみられるが，しばらく様子をみたい時に用いる

例
□ 頸管強靱
□ 頸管浮腫
□ 頸管瘢痕
□ 会陰伸展不良

LP 423 軟産道の状態 要精査

診断指標の全部あるいは一部に逸脱があり，異常・疾病が疑われ，医師の診断を要する状態の時に用いる

例
□ 頸管強靱
□ 頸管瘢痕
□ 会陰伸展不良
□ 腟狭窄
□ 外陰狭窄
□ 腟瘢痕

LP 431 骨産道の状態 良好

定義 児頭が骨産道を通過でき，分娩が円滑に行われる状態

診断指標

① 母親の身長が 150 cm 以上である
② 骨盤に歪み(開排制限，跛行，脊椎の歪み)がみられない
③ 骨盤の大きさと児頭大横径のバランスが正常である
④ ザイツ(Seitz)法(－)である
⑤ 児頭が嵌入している
⑥ 産科的真結合線が 10.5 cm から 12.5 cm である
⑦ X 線骨盤計測の結果が正常である

LP 432 骨産道の状態 要経過観察

診断指標の一部に合致しない点がみられるが，しばらく様子をみたい時に用いる

例
- □ 分娩第 1 期遷延
- □ 分娩第 2 期遷延
- □ 巨大児
- □ 低身長
- □ 回旋異常

LP 433 骨産道の状態 要精査

診断指標の全部あるいは一部に逸脱があり，異常・疾病が疑われ，医師の診断を要する状態の時に用いる

例
- □ 狭骨盤
- □ 児頭骨盤不均衡(CPD)
- □ ザイツ法(±)～(＋)

LP 441 単胎である

定義 胎児が単数であることが確認できた状態

診断指標

① 腹部触診により胎児が単胎である
② 超音波画像により胎児が単胎である
③ 聴診できる胎児心音が単数である

LP 442 単胎である 要経過観察

診断指標の一部に合致しない点がみられるが，しばらく様子をみたい時に用いる

LP 443 単胎である 要精査

診断指標の全部あるいは一部に逸脱があり，異常・疾病が疑われ，医師の診断を要する状態の時に用いる

例 □ 多胎

LP 451 頭位である

定義 胎位が頭位であることが確認された状態

診断指標

① 頭部が腹部触診により下方に触知できる
② 頭部が超音波画像により下方に確認できる
③ 胎児心音が臍棘線の中央(臍の左右下方)で最も明瞭に聴取できる
④ 内診で児頭が触れる

LP 452 頭位である 要経過観察

診断指標の一部に合致しない点がみられるが，しばらく様子をみたい時に用いる

LP 453 頭位である 要精査

診断指標の全部あるいは一部に逸脱があり，異常・疾病が疑われ，医師の診断を要する状態の時に用いる

例 □骨盤位
□横位

LP 461 胎児付属物の状態 良好

定義 胎児付属物が正常に機能し，母児の安全が保たれている状態

診断指標

① 羊水所見(量・性状)が正常範囲である
② 胎盤の付着位置が正常範囲にある
③ 胎児心拍数陣痛図・超音波画像により臍帯巻絡・臍帯圧迫はない
④ 胎児心拍数陣痛図・超音波画像では胎盤機能が正常である
⑤ 内診により臍帯下垂・臍帯脱出がない

LP 462 胎児付属物の状態 要経過観察

診断指標の一部に合致しない点がみられるが，しばらく様子をみたい時に用いる

LP 463 胎児付属物の状態 要精査

診断指標の全部あるいは一部に逸脱があり，異常・疾病が疑われ，医師の診断を要する状態の時に用いる

例
□ 羊水過多症
□ 羊水過少症
□ 臍帯下垂
□ 臍帯脱出
□ 前置胎盤
□ 常位胎盤早期剝離

●胎児付属物

	特徴・機能・役割	妊娠末期〜分娩期の状態	娩出後の観察項目
胎盤	▸胎児の生活機能を調整する基本的な器官 ▸胎児とともに発育成長するが，成熟し老化する	▸直径 15〜20 cm，厚さ 2〜3 cm，重量約 500 g(胎児の約 1/6)	▸大きさ，厚さ ▸光沢，柔軟性，分葉の状態 ▸白色梗塞，石灰沈着の有無 ▸双胎の場合の血管吻合
卵膜	▸羊膜，絨毛膜，脱落膜からなる薄い透明な弾力性のある膜 ▸胎盤の周辺から広がり，袋状になって胎児，臍帯，羊水を包む ▸胎児の感染防止に役立つ	▸子宮収縮により内圧が上昇すると卵膜は破れる(＝破水)	▸裂口部位，形 ▸卵膜の大きさ ▸羊膜，絨毛膜，脱落膜の有無 ▸欠損の有無 ▸強靭性 ▸双胎の場合の膜性診断
臍帯	▸2 本の臍動脈と 1 本の臍静脈がある ▸臍動脈は，血液を胎児から胎盤に，臍静脈は胎盤から胎児に運ぶ	▸長さ 50〜60 cm 太さ 直径 1〜2 cm	▸長さ，太さ ▸捻転の状態 ▸真結節，偽結節の有無 ▸胎盤の付着部位 ▸臍帯動脈数 ▸臍帯静脈数
羊水	▸主に羊膜から分泌され，卵膜内に存在している胎児の生活環境を作る ▸胎児，胎盤，臍帯などが子宮壁から圧迫されるのを防ぎ，胎児の運動や四肢の発育を助ける ▸胎児と卵膜の癒着を防止 ▸分娩時には胎胞を形成し，頸管の開大に役立ち，破水による湿潤で児の通過にも役立つ ▸pH 7.1〜7.3 であり，腟分泌物や尿と鑑別することが容易である	▸約 500 mL(個人差が大きい) ▸胎脂や胎児の尿も含まれるが，常に無菌状態にある	▸性状，量 ▸粘稠度 ▸混濁度 ▸悪臭の有無

●胎盤の位置異常

正常位置胎盤

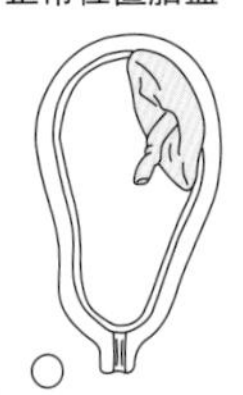

辺縁前置胎盤

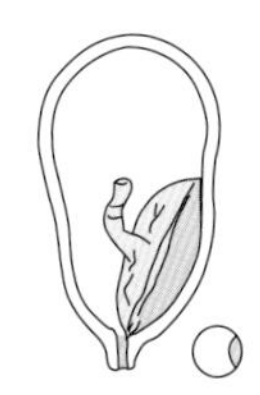

一部前置胎盤

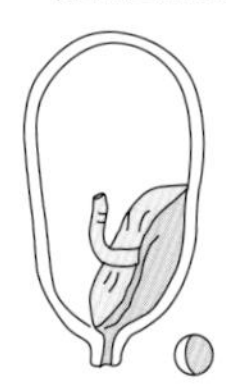

全前置胎盤

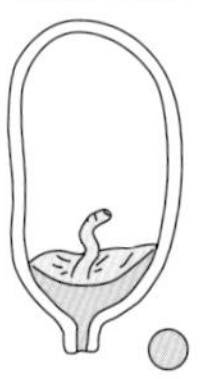

類型5 分娩機転(回旋)

LP 511 児頭の回旋 良好

定義 児頭の最小周囲径が骨盤各部に適合し，回旋下降している状態

診断指標

① 分娩開始時は，頤部は触れない
② 児頭は正軸進入している
③ 骨盤入口では，矢状縫合が横径に一致する
④ 骨盤濶部では，小泉門が先進し矢状縫合は斜径に一致し，大泉門が触れなくなる
⑤ 骨盤出口部では，小泉門は恥骨結合裏面にあり，矢状縫合は縦径に一致する
⑥ 娩出時は，児頭は反屈伸展し，大泉門が中央に触れる
⑦ 児頭娩出後は，肩甲横径が骨盤の縦径に一致し，児の顔面は母体の大腿内側に向かう

LP 512 児頭の回旋 要経過観察

診断指標の一部に合致しない点がみられるが，しばらく様子をみたい時に用いる

例 □前方前頭位 □後方後頭位 □低在横定位 □不正軸進入

LP 513 児頭の回旋 要精査

診断指標の全部あるいは一部に逸脱があり，異常・疾病が疑われ，医師の診断を要する状態の時に用いる

例 □前方前頭位 □後方後頭位 □低在横定位 □高在縦定位 □不正軸進入 □顔位 □額位

●骨盤腔内の触知による児頭の下降度

胎児下降部 (頭位では最大横径周囲) の位置	骨盤内壁の触知可能範囲	
	恥骨結合後面	坐骨棘
骨盤入口より上	全部	可能
骨盤入口面	2/3	可能
骨盤闊部	1/2	可能
骨盤峡部	下縁	不可能
骨盤出口部	骨盤内壁をまったく触れない	

●De Lee のステーション

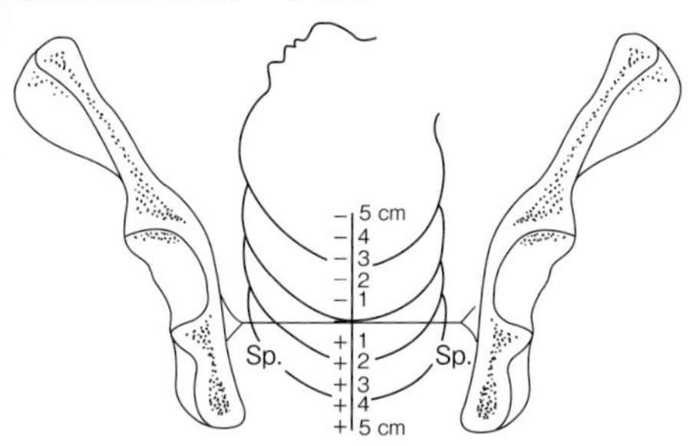

De Lee のステーションは，坐骨棘間線を通り骨盤軸に垂直な平面(ホッジの第Ⅲ平面に相当する)と児頭先進部との距離(cm)を正負の符号をつけた整数で表現する．

●分娩機転　第 1 前方後頭位

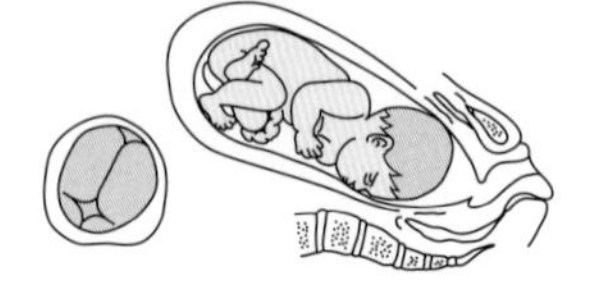

1　分娩開始

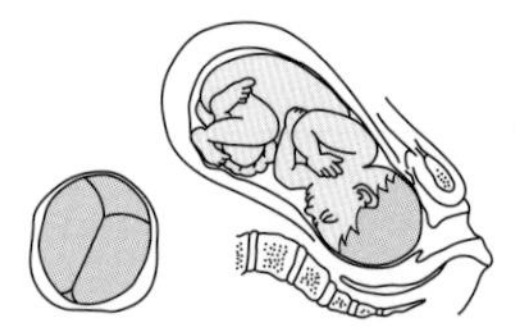

2　児頭の下降と第 1 回旋

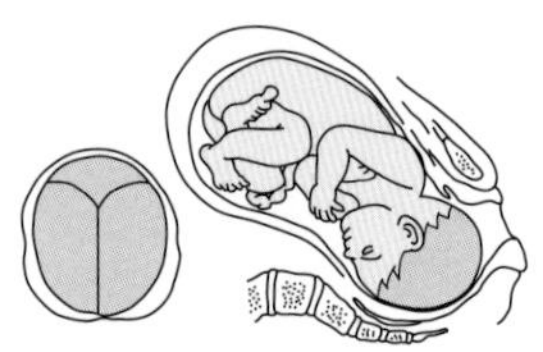

3　矢状縫合が縦径に一致
（第 2 回旋完了）

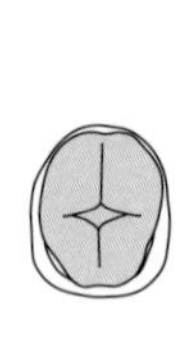
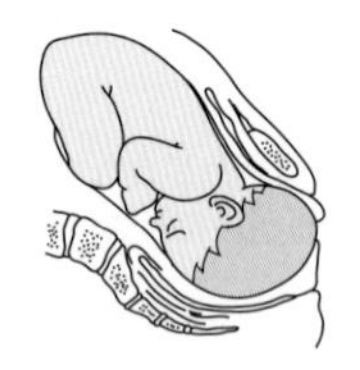

4　伸展開始（第 3 回旋）

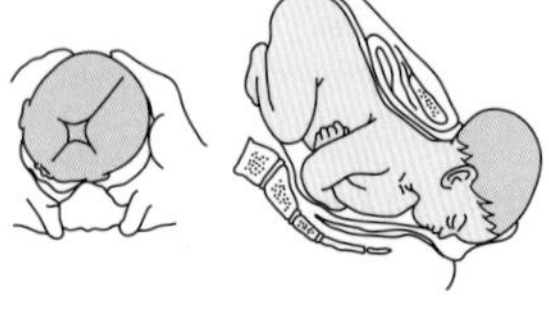

5　外回旋開始（OA から LOA に）

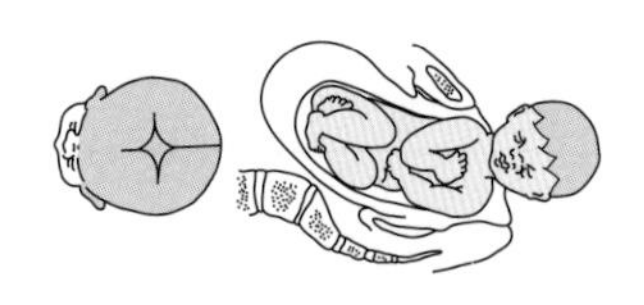

6　外回旋完了（LOA から LOT に）

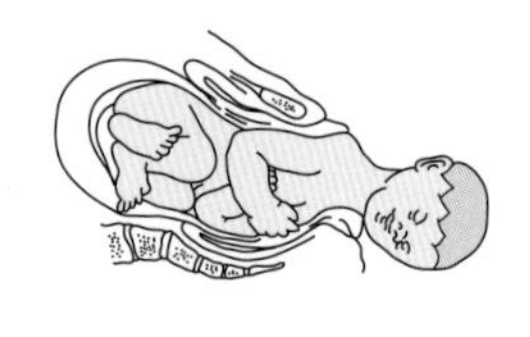

7　前在肩甲娩出

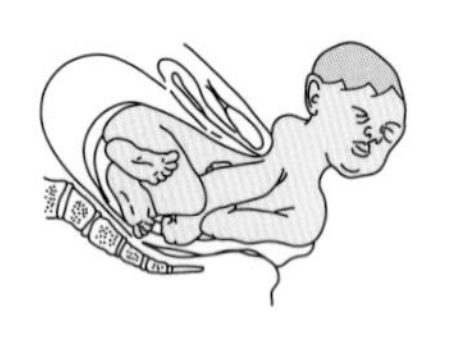

8　後在肩甲の娩出

●分娩体位の長所と短所

	長所			短所		
	産婦	胎児	介助者	産婦	胎児	介助者
仰臥位		胎児心拍の聴取が容易	▸出産状況がコントロールしやすい ▸産科的介入が容易：鉗子，麻酔，会陰切開，裂傷の縫合 ▸分娩野の清潔保持がしやすい ▸介助姿勢に負担が少ない	▸娩出力の減弱 ▸分娩遷延 ▸児や介助者との相互作用が少ない ▸腰痛 ▸仰臥位低血圧症候群 ▸無防備な体勢であり，羞恥心を増大させる	▸胎児機能不全 ▸新生児仮死 ▸出産後，母親が子どもをみたり，抱くことが難しい	産婦との相互作用が少ない
座位	▸分娩第2期短縮 ▸良好な娩出力 ▸骨盤の直径の増大 ▸児や介助者との相互作用が容易	▸仰臥位よりも血流力学的効果がよく，胎児機能不全が少ない ▸胎児心拍の聴取が容易	▸会陰に接近容易 ▸産科的介入が容易 ▸分娩のコントロールが容易	▸外陰や頸部の浮腫 ▸時に背部の支持が必要		やや介助しにくい
蹲踞(そんきょ)(スクワット)	▸強度の娩出力 ▸骨盤の前後径・横径の増大 ▸仰臥位の有害な血液動態の影響がない ▸児や介助者との相互作用の促進	胎児の下降と回旋の促進		▸下肢の疲労 ▸子宮脱になりやすい ▸会陰と頸部の浮腫の促進 ▸腟壁裂傷・会陰裂傷を伴いやすい ▸出血の増加	未熟児の脳内出血の可能性	▸会陰がみえにくい ▸産科的介入は容易ではない
立位	▸重力が増加し進行が速い ▸分娩第1期の子宮収縮の増加(第2期は不明) ▸出産をみることができる	児頭が下降しやすい	相互作用が容易	▸疲労しやすい ▸支持者が必要 ▸出血の増加 ▸子宮脱 ▸外陰と頸部の浮腫	墜落産になりやすい(児の落下に注意する)	▸児頭のコントロールや会陰をみることが困難 ▸介助が困難
側臥位(横位)	▸仰臥位の有害な血液動態を避ける ▸会陰裂傷の防止 ▸回旋異常を防ぐ ▸肩甲娩出困難を防ぐ ▸快適・休息ができる	▸子宮への血流量が最大限 ▸胎児への酸素供給を促進	会陰が視野に入りやすい	▸娩出力が弱い(頻産婦に望ましい) ▸足の保持者が必要	胎児心拍の聴取が困難	▸相互作用が困難 ▸産科的介入が容易でない
四つん這い(膝肘位・膝胸位)	▸下行大動脈に体重がかからないので胎児機能不全が少ない ▸臍帯巻絡・下垂の場合，臍帯の圧迫を減少	▸回旋異常の防止 ▸肩甲娩出を助長	▸会陰が観察しやすい ▸骨盤位分娩の管理によい	▸多大な疲労 ▸腕と肢の痙攣 ▸児や介助者との相互作用が困難	胎児モニターは，児頭誘導でのみ可能	胎盤の娩出時には仰臥位になることが多い

類型6 母体の状態

LP 611 身体的変化 良好

定義 分娩経過に応じた身体的変化が生理的範囲にある状態

診断指標

① 体温が37.5℃未満である
② 脈拍が陣痛発作時にわずかに増加する
③ 血圧は上昇するが，140/90 mmHg未満である
④ 呼吸が25/分未満である
⑤ 脱水症状がみられない
⑥ 嘔吐がみられない
⑦ 顔色が良好である
⑧ 陣痛以外の身体的痛みがない
⑨ 応答が明瞭である
⑩ 手のしびれがない

LP 612 身体的変化 要経過観察

診断指標の一部に合致しない点がみられるが，しばらく様子をみたい時に用いる

LP 613 身体的変化 要精査

診断指標の全部あるいは一部に逸脱があり，異常・疾病が疑われ，医師の診断を要する状態の時に用いる

例
- □ 子宮内感染
- □ 絨毛膜羊膜炎
- □ 過換気症候群
- □ 妊娠高血圧症候群
- □ 仰臥位低血圧症候群

●分娩の母体に及ぼす影響

体温

体温の上昇は 0.1～0.2℃程度．0.3℃以上上がった場合は感染などの合併症を考える．

呼吸数

呼吸数は分娩第 2 期(娩出期)末期に増える[分娩第 1 期(開口期)に増減はみられない]．過呼吸には注意する．陣痛発作時に呼吸数は減少する(特に共圧陣痛の発作時)．

循環器系

脈拍は，陣痛発作時に増加するが，間欠時に元に戻る．児娩出後には平常時の脈拍に戻る．

血圧は分娩進行とともに上昇し，陣痛発作時には 5～10 mmHg 上昇するが，正常分娩であれば，収縮期血圧が 150 mmHg 以上になることは稀である．分娩第 3 期には平常時の血圧に戻る．

分娩時に眼球結膜下溢血や顔面の浮腫がみられることがある．共圧陣痛で呼吸を止めるため，頸部や頭部の静脈にうっ血を招くことが原因である．

血液

赤血球は約 10％増加し，白血球も 11,500～15,000/μL まで増加する．

血中水分量が減少し，血色素(ヘモグロビン)や血液凝固能が増加する．

血糖値は妊娠初期に低下し，末期に上昇する．とりわけ難産などで母体にストレスが大きくかかる分娩時に，血糖値低下は顕著になる．

泌尿器系

膀胱の変形や尿道の延長，胎児下降部による圧迫で排尿困難となる．分娩中は腎機能が亢進することから，尿量が分娩初期で増えるが，分娩後期では発汗などにより減る．

分娩中の蛋白尿は，初産婦が経産婦の約 3 倍多く出現する．尿中に円柱，白血球，赤血球が現れることも少なくない．このようなことが分娩中だけに生じるのであれば，異常というわけではない．

代謝

子宮の筋収縮作用によりアシドーシスに傾く．分娩第 2 期(娩出期)末期まで次第に増強する．筋収縮にはグルコース(糖分)の補給が必要になる．

分娩中の胃腸運動の低下や呼吸リズムの乱れから，悪心や嘔吐をきたすこともある．

体重

分娩により，体重の約 1/12 が減少する．胎児，胎盤，羊水，出血，皮膚からの発汗，尿量などの重量分が消失することになる．

〔進　純郎：助産学大系　3 妊娠・分娩の生理と病態 第 3 版，p179，日本看護協会出版会，2003．および，荒木　勤：最新産科学・正常編 改訂第 22 版，pp253-254，文光堂，2008 を参考に作成〕

類型7 胎児の状態

LP 711 発育状態 良好

定義 発育が妊娠週数に相当している状態

診断指標

① 子宮底長が妊娠週数に相当している
② 腹部触診により胎児の大きさが妊娠週数に相当している
③ 超音波画像により胎児の測定値が妊娠週数に相当している

LP 712 発育状態 要経過観察

診断指標の一部に合致しない点がみられるが，しばらく様子をみたい時に用いる

LP 713 発育状態 要精査

診断指標の全部あるいは一部に逸脱があり，異常・疾病が疑われ，医師の診断を要する状態の時に用いる

例 □胎児発育不全(FGR)
□巨大児

LP 720 児の推定体重は約○○ g である

定義 児体重に関連した諸情報から予測した児体重

診断指標

① 子宮底長
② 超音波画像による推定体重
③ 腹部触診の所見(児の大きさ，羊水量)
④ 妊娠中の体重増加
⑤ 児頭の大きさと産道の関係

LP 731 健康状態 良好

定義 胎児心拍数変動が基準範囲にある状態

診断指標

① 胎児心拍数が 110～160 bpm である
② 心拍数基線細変動が 6～25 bpm である
③ 一過性頻脈がある
④ 一過性徐脈(遅発・変動・遷延)がない

LP 732 健康状態 要経過観察

診断指標の一部に合致しない点がみられるが，しばらく様子をみたい時に用いる

LP 733 健康状態 要精査

診断指標の全部あるいは一部に逸脱があり，異常・疾病が疑われ，医師の診断を要する状態の時に用いる

例 □胎児機能不全(NRFS)
□子宮内胎児死亡(IUFD)

●胎児心拍数陣痛図の読み方

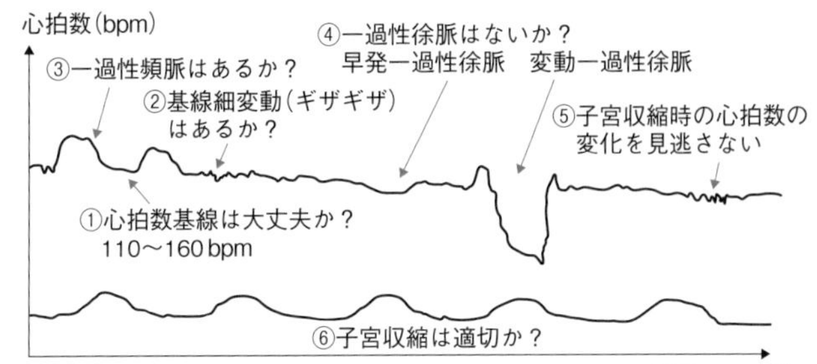

〔藤森敬也：胎児心拍数モニタリング講座 改訂 3 版，p25，メディカ出版，2017 を一部改変〕

●安心な胎児心拍数パターン

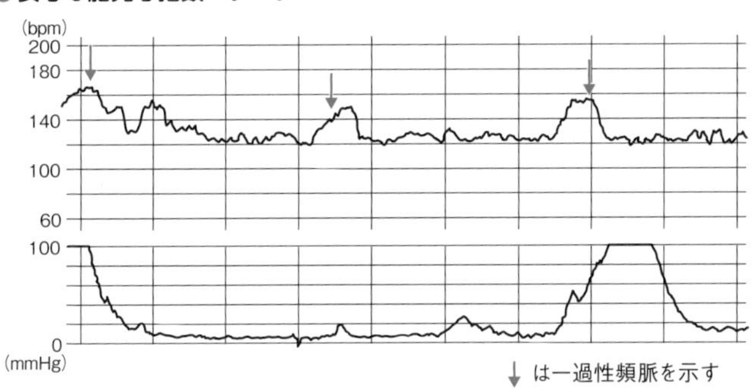

●胎児心拍数波形のレベルとそれに基づく助産師の対応と処置

レベル		助産師の対応・処置
1	正常波形	経過観察
2	亜正常波形	連続監視，医師に報告する
3	異常波形(軽度)	連続監視，医師に報告する または 連続監視，医師の立会いを要請，急速遂娩の準備
4	異常波形(中等度)	連続監視，医師の立会いを要請，急速遂娩の準備 または 急速遂娩の実行，新生児蘇生の準備
5	異常波形(高度)	急速遂娩の実行，新生児蘇生の準備

〔日本産科婦人科学会・日本産婦人科医会：産婦人科診療ガイドライン・産科編 2020，p229，231，日本産科婦人科学会，2020 を参考に作成〕

●基線細変動正常例

一過性徐脈 心拍数基線	なし	早発	変動		遅発		遷延	
			軽度	高度	軽度	高度	軽度	高度
正常脈	1	2	2	3	3	3	3	4
頻脈	2	2	3	3	3	4	3	4
徐脈	3	3	3	4	4	4	4	4
徐脈(＜80)	4	4		4	4	4		

●基線細変動減少例

一過性徐脈 心拍数基線	なし	早発	変動		遅発		遷延	
			軽度	高度	軽度	高度	軽度	高度
正常脈	2	3	3	4	3*	4	4	5
頻脈	3	3	4	4	4	5	4	5
徐脈	4	4	4	5	5	5	5	5
徐脈(＜80)	5	5		5	5	5		

* 正常脈＋軽度遅発一過性徐脈：健常胎児においても比較的頻繁に認められるので[3]とする．ただし，背景に胎児発育不全や胎盤異常などがある場合は[4]とする．

●基線細変動消失例

一過性徐脈	なし	早発	変動		遅発		遷延	
			軽度	高度	軽度	高度	軽度	高度
心拍数基線にかかわらず	4	5	5	5	5	5	5	5

- 薬剤投与や胎児異常など特別な誘因がある場合は個別に判断する
- 心拍数基線が徐脈(高度を含む)の場合は一過性徐脈のない症例も[5]と判定する

〔以上 3 点は，日本産科婦人科学会・日本産婦人科医会：産婦人科診療ガイドライン・産科編 2020, p229，日本産科婦人科学会，2020〕

●基線細変動増加例

一過性徐脈	なし	早発	変動		遅発		遷延	
			軽度	高度	軽度	高度	軽度	高度
心拍数基線にかかわらず	2	2	3	3	3	4	3	4

- 心拍数基線が明らかに徐脈と判定される症例では,「基線細変動正常例」の徐脈(高度を含む)に準じる.

●サイナソイダルパターン

一過性徐脈	なし	早発	変動		遅発		遷延	
			軽度	高度	軽度	高度	軽度	高度
心拍数基線にかかわらず	4	4	4	4	5	5	5	5

付記：

i. 用語の定義は日本産科婦人科学会 55 巻 8 月号，周産期委員会報告による．

ii. ここでサイナソイダルパターンと定義する波形は i の定義に加えて以下を満たすものとする

①持続時間に関して 10 分以上．

②滑らかなサインカーブとは short term variability が消失もしくは著しく減少している．

③一過性頻脈を伴わない．

iii. 一過性徐脈はそれぞれ軽度と高度に分類し，以下のものを高度，それ以外を軽度とする．

- 遅発一過性徐脈：基線から最下点までの心拍数低下が 15 bpm 以上
- 変動一過性徐脈：最下点が 70 bpm 未満で持続時間が 30 秒以上，または最下点が 70 bpm 以上 80 bpm 未満で持続時間が 60 秒以上
- 遷延一過性徐脈：最下点が 80 bpm 未満

iv. 一過性徐脈の開始は心拍数の下降が肉眼で明瞭に認識できる点とし，終了は基線と判定できる安定した心拍数の持続が始まる点とする．心拍数の最下点は一連の繋がりを持つ一過性徐脈の中の最も低い心拍数とするが，心拍数の下降の緩急を解読するときは最初のボトムを最下点として時間を計測する．

〔以上 2 点は，日本産科婦人科学会・日本産婦人科医会：産婦人科診療ガイドライン・産科編 2020, pp229-230，日本産科婦人科学会，2020〕

類型8 分娩予測

LP 810 標準的な分娩進行である

定義 進行は分娩時期に応じており，平均分娩所要時間内に分娩が終了することが予測される状態

診断指標

① 陣痛の間欠・発作持続時間が分娩時期に応じている
② 陣痛の強さ・腹圧は分娩時期に応じている
③ 児頭の下降は分娩時期に応じている(児心音聴取部位，胎勢，頤部)
④ 陣痛発作時に産痛緩和が実践できている
⑤ 陣痛間欠時にリラクゼーションができている

LP 820 分娩進行が速くなる

定義 平均分娩所要時間よりも短くなることが予測される状態

診断指標

① 陣痛発作持続時間が長く強い
② 陣痛発作時に仙骨部や子宮下方に向かう痛みがある
③ 児頭の下降は標準より速い(児心音聴取部位，胎勢，頤部)
④ 粘稠性の血性分泌物が増加している
⑤ 陣痛発作時顔面が紅潮し発汗している
⑥ 前回の分娩が急速に進行した経産婦

●分娩経過と頸管開大度

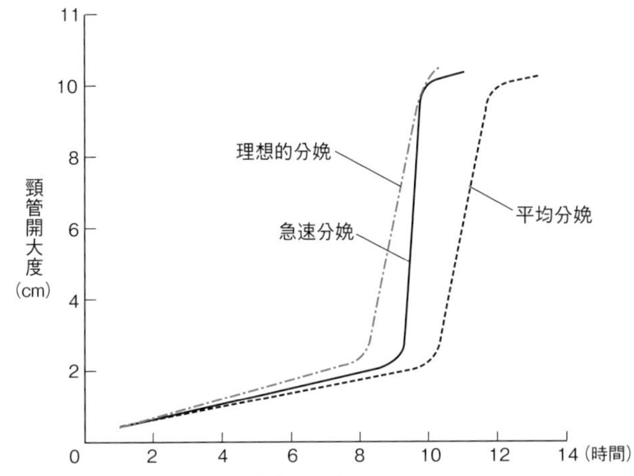

〔進　純郎：分娩介助学，p90，医学書院，2005〕

●頸管開大と分娩経過時間からみた分娩遷延のパターン分類

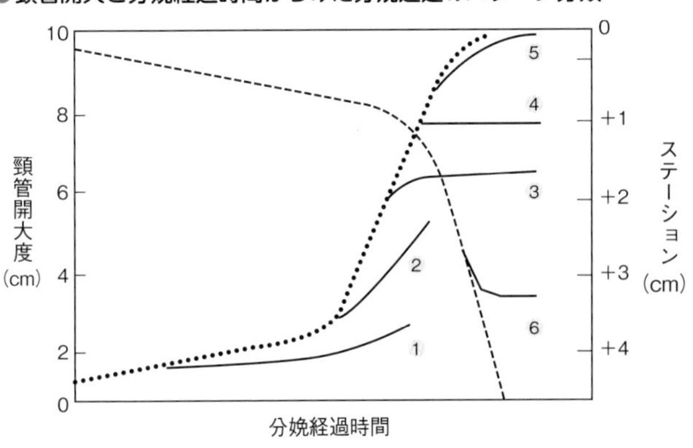

1 潜伏期遷延，　2 活動期遷延，　3 続発性頸管開大停止，　4 下降停止，
5 減速期遷延，　6 下降不全

〔Friedman EA, Niswander KR, et al：Dysfunctional labor. Obstet Gynecol 33：145, 1969〕

LP 830 分娩進行が遅延する

定義 平均分娩所要時間より長くなることが予測される状態

診断指標

① 有効陣痛(強さ・持続時間・周期)がみられない
② 児頭の下降は標準より遅い
③ 血性分泌物が少ない
④ 疲労感が強い

LP 840 児娩出時間は○時頃である

定義 分娩進行に関連した諸情報で予測した児の娩出時間

診断指標

① 分娩歴
② 陣痛の状態(間欠時間・発作持続時間・強弱)
③ 子宮頸部の状態(開大,展退)
④ 妊娠中の体重増加
⑤ 児頭の状態(回旋,下降度)
⑥ 児頭の大きさと産道の関係
⑦ 分娩開始から現在までの時間
⑧ 破水の有無
⑨ 年齢

LP 850 緊急を要する事態がみられる

定義 一見して母児の生命が危険にさらされている状態

診断指標

① 胎児心拍に異常がみられる
② 多量の性器出血がみられる
③ 持続的な腹痛を訴えている
④ 過強陣痛がみられる
⑤ 胎動消失を訴えている
⑥ 顔面蒼白，意識朦朧状態がみられる
⑦ 胎盤剝離徴候が確認できない
⑧ 胎盤娩出がみられない

注釈 この診断名の時に想定される医学診断

☐ 胎児機能不全
☐ 常位胎盤早期剝離
☐ 子宮破裂
☐ 臍帯脱出
☐ 癒着胎盤
☐ 胎盤遺残
☐ 子宮内反
☐ 痙攣・子癇
☐ 過強陣痛

類型9 分娩直後の状態

LP 911 分娩直後の状態 良好

定義 分娩終了から2時間までの母体の変化が生理的範囲にある状態

診断指標

① 出血(量・性状)が正常範囲である
② 子宮収縮が良好である
③ バイタルサインが基準範囲である
④ 軟産道の損傷がない
⑤ 分娩所要時間が正常範囲である
⑥ 後陣痛を自制できる

LP 912 分娩直後の状態 要経過観察

診断指標の一部に合致しない点がみられるが，しばらく様子をみたい時に用いる

LP 913 分娩直後の状態 要精査

診断指標の全部あるいは一部に逸脱があり，異常・疾病が疑われ，医師の診断を要する状態の時に用いる

例
□ 弛緩出血
□ 軟産道損傷(頸管，腟壁，小陰唇，会陰)
□ 腟血腫
□ 子宮収縮不良

●分娩時出血の鑑別診断

①**頸管裂傷**：外出血で始まる．多くは児娩出後に出血し，腹痛はなく，子宮収縮は良好．頸管に裂傷を認める．
②**弛緩出血**：外出血で始まる．子宮収縮は不良．
③**前置胎盤**：胎盤が前壁より内子宮口を覆う状態．胎盤後血腫は認めない．
④**子宮破裂**：悪心・腹部圧痛・反跳痛・腹膜刺激症状・ショック・胎児機能不全．超音波断層法所見では子宮壁の欠損を認める．
⑤**腟・会陰裂傷**：子宮収縮は良好．用指的または腟鏡にて腟腔を展開すると，裂傷を認める．

〔山本樹生：症例・プライマリー・ケア(救急)分娩時出血．日産婦誌 56(11)：N-409，2004 より引用〕

●会陰裂傷分類

第 1 度裂傷	第 2 度裂傷	第 3 度裂傷	第 4 度裂傷
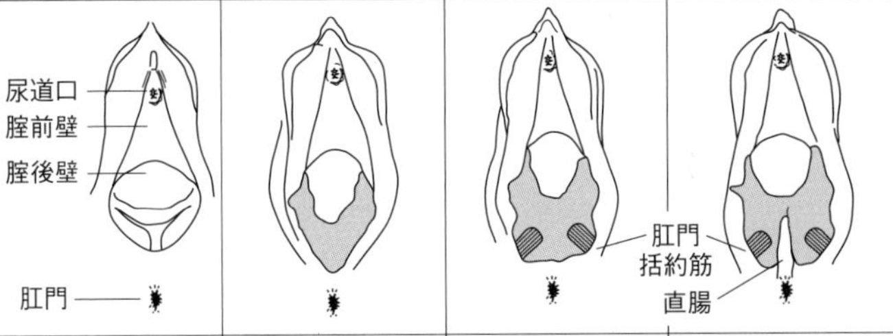 尿道口 腟前壁 腟後壁 肛門		肛門括約筋	直腸
会陰皮膚，腟壁粘膜表面のみ	会陰筋層(球海綿体筋･浅会陰横筋)に達する	外肛門括約筋や直腸腟中隔に達する	第 3 度裂傷＋肛門粘膜，直腸粘膜に達する

〔小林隆夫：分娩時母体損傷．日産婦誌 60(4)：N-70，2008 を参考に作成〕

LP 921 娩出後の胎児付属物の状態 良好

定義 胎児付属物の各所見が正常範囲である状態

診断指標

① 胎盤所見が正常範囲である
② 卵膜所見が正常範囲である
③ 臍帯所見が正常範囲である
④ 羊水所見が正常範囲である

LP 922 娩出後の胎児付属物の状態 要経過観察

診断指標の一部に合致しない点がみられるが，しばらく様子をみたい時に用いる

LP 923 娩出後の胎児付属物の状態 要精査

診断指標の全部あるいは一部に逸脱があり，異常・疾病が疑われ，医師の診断を要する状態の時に用いる

例
□ 胎盤欠損
□ 卵膜欠損
□ 羊水過多症
□ 臍帯血管異常
□ 子宮内感染
□ 胎盤機能不全

類型 1 基本的生活行動

LH 111 食行動 適切

定義 分娩経過に応じた食行動がとれている状態

診断指標

① 分娩中の食事の必要性について知っている
② 食事をとっている
③ 水分をとっている
④ できるだけ食べようとする行動がみられる

LH 112 食行動 要支援

診断指標の一部に合致しない点がみられる時に用いる

例
- □ 食思不振
- □ 摂取不良
- □ 悪心
- □ 嘔吐
- □ 口渇

LH 121 排泄行動 適切

定義 分娩経過に応じた排泄行動がとれている状態

診断指標

① 排泄が分娩に及ぼす影響を知っている
② 定時的に排泄している
③ 排泄が安全にできるよう注意している
④ セルフケアができている

LH 122 排泄行動 要支援

診断指標の一部に合致しない点がみられる時に用いる

例
- □ 膀胱充満
- □ 残便感
- □ 残尿感
- □ セルフケア困難

LH 131 睡眠・休息 適切

定義 分娩経過に応じた睡眠・休息がとれている状態

診断指標

① 分娩と睡眠・休息の関係を知っている
② 陣痛間欠時には休息をとっている
③ 休息のとり方を工夫している

LH 132 睡眠・休息 要支援

診断指標の一部に合致しない点がみられる時に用いる

例 □睡眠不足
□疲労感
□休息不足

LH 141 動作・運動 適切

定義 分娩経過に応じた動作・運動が行われている状態

診断指標

① 分娩経過に応じた動作・運動の必要性を知っている
② 分娩経過に応じた動作を工夫している
③ 分娩経過に応じた運動(室内歩行，入浴，散歩など)を工夫している

LH 142 動作・運動 要支援

診断指標の一部に合致しない点がみられる時に用いる

例 □運動不足(室内歩行・入浴・散歩など)
□不安定な姿勢での動作

LH 151 清潔行動 適切

定義 分娩経過に応じた清潔行動がとれている状態

診断指標

① 分娩中の清潔の必要性を知っている
② 陰部の清潔に努めている
③ 手指の清潔に努めている
④ 口腔内の清潔に努めている
⑤ 皮膚の清潔に努めている
⑥ 衣類の清潔に努めている

LH 152 清潔行動 要支援

診断指標の一部に合致しない点がみられる時に用いる

例 □ 身体の清潔不足
□ 衣類の清潔不足

類型2 精神・心理的生活行動

LH 211 情緒 安定

定義 分娩経過に応じて感情の調整ができ，落ち着いて行動している状態

診断指標

① 陣痛間欠時には表情が穏やかである
② 相手の話を聞こうとしている
③ 陣痛間欠時には動作に落ち着きがみられる
④ 自分の思いを表現できている
⑤ 笑顔がみられる

LH 212 情緒 要支援

診断指標の一部に合致しない点がみられる時に用いる

例 □泣き叫ぶ
□興奮
□混乱
□無表情

LH 221 不安への対処行動 適切

定義 分娩進行に伴う不安に対して，主体的に対処しようとしている状態

診断指標

① 不安の表出ができている
② 自分なりに対処している
③ 心のよりどころをもっている
④ 相談相手がいる

LH 222 不安への対処行動 要支援

診断指標の一部に合致しない点がみられる時に用いる

例
- □ 不安の表出が少ない
- □ 対処方法をもっていない
- □ 非効果的対処行動
- □ 心のよりどころをもっていない
- □ 相談相手がいない

●産婦にとってストレスとなる出来事や状況

- ▸ 産痛(陣痛，胎児の産道への圧迫痛など)
- ▸ 生命の危険に対する不安
- ▸ 生理的欲求(排泄，睡眠，休息，食事等)が十分に満たされないことへの不満
- ▸ 自分の期待した行動や態度がとれるか否かという不安
- ▸ 自分の期待した行動や態度がとれないことへの不安，不満
- ▸ 自分の期待した分娩様式が得られないことへの不安
- ▸ 医療従事者の言動への緊張，不快感
- ▸ 医療従事者や付き添っている家族の緊張を感じることからの緊張
- ▸ 陣痛室や分娩室に拘束されることへの不安，緊張
- ▸ 分娩体位による苦痛と羞恥
- ▸ 産科的処置に対する不安，緊張
- ▸ 分娩の経過や現象に対する知識の不足
- ▸ 産婦の個人的状況(性格や心配事)
- ▸ 分娩中の母児の生命に危険をもたらす出来事
- ▸ 妊娠中や分娩中の異常経過，母体の合併症
- ▸ 分娩中の支援の不足

LH 231 分娩の受容 適切

定義 分娩を受け入れ，分娩の主体は自分であることを自覚している状態

診断指標

① 分娩経過に応じて行動している
② 分娩することに前向きな言動がみられる
③ 胎児に関心を示している

LH 232 分娩の受容 要支援

診断指標の一部に合致しない点がみられる時に用いる

例 □分娩への否定的言動
□胎児への関心が低い

類型 3 社会的生活行動

LH 311 パートナーとの関係 良好

定義 パートナーとの関係に満足している状態

診断指標

① お互いにいたわり合っている
② パートナーが側にいることでリラックスしている
③ パートナーに対して感情が表出できている
④ パートナーの対応に満足している
⑤ お互いに連絡をとり合っている

LH 312 パートナーとの関係 要支援

診断指標の一部に合致しない点がみられる時に用いる

例 □パートナーに対する不満の表出
□パートナーとのコミュニケーション不足

LH 321 支援体制 良好

定義 分娩時に必要なサポート体制作りがなされ，いつでも活用できる状態

診断指標

① キーパーソンをもっている
② 家族・親族・友人の協力が得られている
③ 社会資源の活用ができている

LH 322 支援体制 要支援

診断指標の一部に合致しない点がみられる時に用いる

例 □キーパーソンをもっていない
□協力者がいない

LH 331 産婦としての役割 適切

定義 出産に臨んでいる自己を認識し，産婦としての行動がとれている状態

診断指標

① 適切な時期に入院している
② 入院に必要な物品が揃えられている
③ 出産に対する要望を述べている
④ 分娩進行状況に応じた行動をしようと努力している
⑤ 胎児の状態を思いやっている
⑥ 医療者の助言を受け入れ行動している

LH 332 産婦としての役割 要支援

診断指標の一部に合致しない点がみられる時に用いる

例 □混乱
□自暴自棄的な言動

●分娩期における母性意識の形成発展

分娩は，女性にとって長い妊娠期間を通り抜けた待ちに待った出来事であり，また陣痛やまだ見ぬ子どもへの想像など不安と期待が入り交じりストレスを受ける時期でもある．その分娩の体験が，母性意識の形成に大きく影響する．

a）母性意識形成の肯定的要因(満足のいく分娩体験)

- 分娩への主体的な態度
- 分娩中のストレスへの対処手段をもっている(和痛動作，呼吸法などを有効に使用する)
- 分娩経過が正常で，母児の生命に危険がない
- パートナーや家族の支援がある(立ち会い分娩，分娩への激励，受け入れ)
- 希望する体位や姿勢，主義(例えば，会陰切開をしないなど)が医療従事者に受け入れられる
- ケアを担当する医療従事者からニーズに対応したケアを受ける

b）母性意識形成の否定的要因(苦痛が大きく，不快で不満足な分娩体験)

- 分娩経過やその現象に関する知識不足
- 陣痛が強く，不安が強い
- 分娩経過が異常で，母児の生命の危険体験をする
- 分娩中に過ごす環境から不安や緊張を誘発する(馴染みがない，手術室を思わせる環境)
- 医療従事者の言動に傷つく体験をする(否定的，指示的，命令的言動)
- 分娩中に自己コントロールを失う
- 自分の期待した分娩ができない
- パートナーや家族の支援が受けられない
- 分娩中に生理的欲求(排泄，休息，食事，睡眠)の充足に不満足を経験する
- 分娩中の体位や姿勢が思うようにならないで，拘束感を感じる

〔青木康子(編)：母性保健をめぐる指導・教育・相談 そのⅠライフ・サイクル編，p39，ライフ・サイエンス・センター，1998より一部変更〕

類型 4 出産育児行動

LH 411 リラクゼーション 良好

定義 分娩経過に応じたリラクゼーションができている状態

診断指標

① 自分なりのリラックスができている
② 体位の工夫ができている
③ 陣痛の状態に合わせた呼吸法ができている
④ 補助動作ができている(弛緩法，マッサージ法など)

LH 412 リラクゼーション 要支援

診断指標の一部に合致しない点がみられる時に用いる

例 □リラクゼーション不足
□過緊張

LH 421 愛着行動 良好

定義 母親として児を慈しむ行動がみられる状態

診断指標

① 児の誕生を待ち望む言動がある
② 児が元気なことを伝えるとうれしそうにしている
③ 出生直後の児を見つめている
④ 出生直後の児に語りかけている
⑤ 出生直後の児に触れている

LH 422 愛着行動 要支援

診断指標の一部に合致しない点がみられる時に用いる

例 □児に対する戸惑い
□児に対して無反応

産褥期
の
マタニティ診断

類型1 産褥日数

PP 110 産褥○日である

定義 分娩日から起算した日数

診断指標

① 分娩日を0日として起算した当日の日数

② 身体的所見(子宮底・陰部・悪露・乳房)から推定した当日の日数

類型 2 母体の状態

PP 211 生殖器の復古 良好

定義 産褥日数に応じた内性器・外性器の変化が生理的範囲にある状態

診断指標

① 子宮底長(高さ)・硬度が産褥日数に応じている
② 悪露の量・性状が産褥日数に応じている
③ 外陰部の浮腫がみられない
④ 外陰部に痛みがない
⑤ 後陣痛は生理的範囲である

PP 212 生殖器の復古 要経過観察

診断指標の一部に合致しない点がみられるが，しばらく様子をみたい時に用いる

例
- □ 後陣痛
- □ 外陰部浮腫
- □ 外陰部痛
- □ 子宮収縮不良

PP 213 生殖器の復古 要精査

診断指標の全部あるいは一部に逸脱があり，異常・疾病が疑われ，医師の診断を要する状態の時に用いる

例
- □ 後陣痛
- □ 子宮復古不全
- □ 腟血腫
- □ 後期出血
- □ 外陰部痛
- □ 子宮内感染症

●産褥復古に要する時間

	直後	10～12時間	1日	2日	3日	4日	5日	6日	7日	8日	9日	10日	2週	3週	4週	5週	6～8週
子宮底の長さ	10～12 cm	15 cm				10 cm		8 cm									非妊時
子宮の重量	1,000 g								500 g				300～350 g			200 g	60 g (非妊時)
子宮内膜				2層に分離： 表層⇒悪露 基底層⇒内膜					胎盤付着部を除き内膜形成					完全に再生			
胎盤付着部創傷	7～8 cm					3～4 cm											2.5 cm 平面は平滑
子宮頸部	弛緩伸展	原型に復帰															
外子宮口					3 cm							1 cm					閉鎖
子宮腟部	弛緩											非妊時					
腟	伸展・皺なし			緊張復帰					分娩前の広さ						皺が復帰		
腟壁裂傷									消失								
外陰部				浮腫・腫脹消失													
月経																	非授乳婦は 月経開始

●悪露の変化

産後日数	悪露の名称・色	性状	量(g)
0〜2 日	赤色(血性)悪露 純血性 暗赤色	血液が主 流動性 アルカリ性	分娩時 100〜300 0 日　100〜200 1 日　50〜100 2 日　30〜40
3〜4 日	褐色悪露 肉汁様色	血液成分減少 中性 Hb が変色	3〜4 日　20〜30
4〜8 日	赤褐色悪露 暗褐色	白血球混入　酵素の作用で褐色となる	5〜6 日　10〜20
8〜14 日	黄色悪露 黄褐色〜 クリーム色	膿球，剥離上皮 漿液性滲出液 白血球，弱酸性	7〜13 日　10
14〜42 日	白色悪露 白色・透明分泌液	子宮腺分泌物が主 28 日で消失	少々

(多量：50 g 以上，中等量：20〜40 g 程度，少量：20 g 以下)

●子宮底の高さと長さ

産褥日数	子宮底の高さ	子宮底の長さ(恥骨結合上縁)cm
胎盤娩出直後	臍下 2〜3 横指	10〜12
分娩後 12 時間	臍高〜臍上 1〜2 横指	15
産褥　1〜2 日	臍下 1〜2 横指	12〜13
3 日	臍下 2〜3 横指	10〜12
4 日	臍高と恥骨結合上縁の中央	9〜10
5 日	恥骨結合上縁上 3 横指	8〜10
6 日	恥骨結合上縁上 2 横指	7〜8
7〜9 日	恥骨結合上に少し触れる	6〜8
10〜14 日	腹壁上から全く触れない	—

PP 221 乳房の変化 良好

定義 産褥日数に応じた乳房の変化が生理的範囲にある状態

診断指標

① 乳頭・乳輪(形態・硬さ)は哺乳に適している
② 乳管が開口している
③ 乳房の緊満が産褥日数に応じている
④ 乳汁分泌が産褥日数に応じている

PP 222 乳房の変化 要経過観察

診断指標の一部に合致しない点がみられるが，しばらく様子をみたい時に用いる

例
- □ 乳房形態不良
- □ 乳房の硬結
- □ 乳頭形態不良
- □ 乳頭損傷(水疱，亀裂，血疱，白斑)
- □ 乳汁分泌過多
- □ 乳汁分泌不良
- □ 乳汁うっ滞
- □ 血乳

PP 223 乳房の変化 要精査

診断指標の全部あるいは一部に逸脱があり，異常・疾病が疑われ，医師の診断を要する状態

例
- □ 乳腺炎
- □ 産褥期乳がん

●乳頭の形態

分類	内容
①正常乳頭	乳頸部から乳頭先端の長さが 1.5 cm くらいのもの
②過長乳頭	乳頸部から乳頭先端の長さが 1.5 cm 以上のもの
③球状乳頭	乳頸が細く，乳頭が丸いもの
④巨大乳頭	乳頭の直径が 2.0 cm 以上のもの
⑤裂状乳頭	乳頭先端部が上下左右に裂けている，または口唇様になっているもの
⑥小乳頭	乳房の大きさに対して乳輪や乳頸が細く，乳頭も小さいもの．直径 1.0 cm 以下
⑦扁平乳頭	乳頸部から乳頭先端までの長さが 0.5 cm 以下のもの
⑧短乳頭	乳頸部から伸展させた状態で，その長さが 0.5 cm 以上，1.5 cm 以下のもの
⑨仮性陥没乳頭	刺激で乳頭が突出するもの
⑩真性陥没乳頭	刺激があっても乳頭が突出しないもの

〔堤　尚子：堤式乳房マッサージ法　理論と実際，p60，たにぐち書店，2002〕

●乳汁の変化と成分比較

産褥日数(日)		0～1	2	3	4	5	6	7	8	9～15	16～
乳房の緊満		−	−	±	+	+	±	±	±	−	−
乳管開通(本)		0～2	2～5	3～7 射乳みられる	5～8	8～					
分泌量(mL)/日		5～20	50～70	140～250	230～310	270～400	290～400	320～	500～	600～700	800～
呼称		初乳		移行乳						成乳	
色		黄色		淡黄色						白	
性状		蜜のような粘稠性		粘稠性強	粘稠性やや弱			不透明		さらさら	
成分	熱量(kcal)	50～60*								60～75*	
	タンパク質	2～3%(IgMが含まれる)								1～2%	
	糖質	3～5%								3～7%	
	脂質	2～4%								3～6%	

＊100 mL あたりの kcal

●乳汁の分泌に影響する要因

1 母親側の要因

1) 母体の合併症
- ▸全身疾患：妊娠高血圧症候群，循環器疾患，呼吸器疾患
- ▸感染症：ATL(adult T-cell leukemia)感染，HIV 感染，B 型肝炎など
- ▸授乳禁忌の薬剤使用：一般的に薬剤は投与量の 0.5〜5%が母乳へ移行する
- ▸死産：ほとんどの場合，乳汁分泌を人工的に抑制する

2) 妊娠・分娩経過
- ▸出血多量
- ▸異常分娩：帝王切開，腟・会陰裂傷，遷延分娩など

3) 産褥経過
- ▸一般状態：不眠，疲労，倦怠感，激しい疼痛，精神不安
- ▸食事摂取：栄養状態，食事内容，水分摂取量

4) 乳汁分泌に関する過去の情報
- ▸遺伝：直系の祖母，実母，実母の姉妹，本人の姉妹
- ▸前回出産の授乳状況：経産婦の場合

5) 母乳育児に対する姿勢
- ▸育児に対する意欲
- ▸授乳法の希望
- ▸授乳の知識・技術
- ▸乳房管理状態

2 児側の要因
- ▸口腔の異常や消化器の異常がある児：仮死，口蓋・口唇裂，消化器系の異常など
- ▸吸啜力不良：未熟児，低出生体重児，嗜眠傾向の児など

3 環境要因
- ▸授乳のアメニティ：プライバシーの保持，おむつ交換の場所，給湯設備などが完備，落ち着いた場所

PP 231 身体的変化 良好

定義 産褥日数に応じた身体的変化が生理的範囲にある状態

診断指標

① 体温が 37.5℃未満である
② 脈拍が基準範囲である
③ 呼吸が基準範囲である
④ 血圧が 140/90 mmHg 未満である
⑤ Hb が 11 g/dL 以上，Ht が 33%以上である
⑥ 顔色が良好である
⑦ 尿意・排尿感覚がある
⑧ 尿の量・回数・性状が生理的範囲である
⑨ 便の量・回数・性状が生理的範囲である
⑩ 浮腫が生理的範囲である
⑪ 腹直筋の離開がない
⑫ 体重減少量が生理的範囲である
⑬ 恥骨部痛がない

PP 232 身体的変化 要経過観察

診断指標の一部に合致しない点がみられるが，しばらく様子をみたい時に用いる

例
- □ 便秘
- □ 脱肛
- □ 下肢の浮腫
- □ 恥骨離開
- □ 腹直筋の離開

PP 233 身体的変化 要精査

診断指標の全部あるいは一部に逸脱があり，異常・疾病が疑われ，医師の診断を要する状態の時に用いる

例
- □ 妊娠高血圧症候群
- □ 貧血
- □ 尿路感染症
- □ 下肢の浮腫
- □ 静脈塞栓症
- □ 深部静脈血栓症
- □ 便秘
- □ 脱肛

●産褥期の発熱のアセスメント

原因	アセスメント
乳腺炎 ▸うっ滞性乳腺炎 ▸急性化膿性乳腺炎	乳房診察 乳汁培養 乳腺超音波検査
産褥熱	診察(外診・内診による子宮・付属器の圧痛) 悪露培養 骨盤内超音波検査
創部感染 ▸帝王切開創部感染 ▸会陰切開創部感染	創部診察 滲出液培養
血栓性静脈炎	診察(下肢浮腫・疼痛，静脈怒張，皮膚温上昇) 血管超音波検査
劇症型 A 群溶血性レンサ球菌感染	症状の観察(高熱，皮疹，ショック症状) 血液培養
その他 ▸尿路感染 ▸呼吸器感染	 症状の観察(頻尿，排尿時痛，血尿) 尿培養，尿沈渣 胸部聴・打診 胸部 X 線検査 喀痰培養

注）すべての原因について，血液検査(血算，血液像，CRP)は必須である．

〔森　恵美ほか：系統看護学講座専門分野Ⅱ 母性看護学 2 第 13 版，p321，医学書院，2016 より一部改変〕

●産褥期における全身の変化

体温	▸分娩直後，筋肉動作・体液損失・興奮などにより軽度に体温が上昇するが，24時間内に平熱となる ▸37.5℃以上は軽度の感染を示している
脈拍	▸分娩直後は不安定で頻脈になりやすいが，90/分を超えない ▸まれに産褥初期に一過性の徐脈がみられる(母体循環機能の変化，あるいは腹腔内圧の急激な下降による副交感神経の刺激のため) ▸頻脈は出血，感染，疲労，心不全徴候などによって起こる
血圧	▸分娩後1時間以内は一定しない ▸分娩時一時的に上昇するが，その後は非妊娠時の値に下降する ▸まれに産褥4日頃に軽度の上昇を見る．妊娠時の細動脈拡張回復としての一過性の血管拡張と考えられる ▸出血による低血圧，妊娠高血圧症候群による高血圧には注意する
呼吸	▸横隔膜の運動が自由になるため呼気が深く，肺活量が少し増加する
尿	▸産褥初期には尿量が著しく増加する．1,500〜2,500 mL/日 ▸まれに産褥0〜2日目に尿蛋白がみられる ▸児頭による末梢神経や尿道括約筋の圧迫，膀胱の筋緊張低下のため尿意の減少や尿閉を起こすこともあるが，10数時間で回復 ▸尿量の減少は妊娠高血圧症候群の後遺症，疲労の強い場合もある ▸産褥3日目以降の蛋白尿は妊娠高血圧症候群，尿路感染症などが考えられる ▸頻尿は膀胱炎も考えられる
便	▸産褥0〜2日目は，分娩時の排便，食物摂取量の減少，腸壁の緊張の低下，運動不足，会陰部の創痛などのため排便障害が生じる ▸便秘は子宮収縮を妨げる
体重	▸分娩直後は平均6 kg減少する(子宮内容の排泄，尿量の増加，発汗・悪露の排出) ▸6週間後は平均8 kg減少する ▸産褥初期に体重減少が少ない場合は浮腫と食事摂取過多が考えられる
血液	▸分娩時脱水傾向により濃縮していた血液は，ヘモグロビン量や赤血球数が産褥1〜4日目に最低値になり，その後回復する ▸白血球は分娩開始とともに増加し，産褥1か月くらいで平常になる ▸産褥の貧血は分娩時の出血量，年齢，分娩回数，妊娠中の貧血の程度などに左右される

類型 1　基本的生活行動

PH 111　食行動　適切

定義　産褥日数に応じた食行動がとれている状態

診断指標

① 産褥期の栄養について関心をもっている
② 食材の選択，調理法，味付けを工夫している
③ 栄養のバランスや量を考えてとっている
④ 食事時間を確保している
⑤ 体調に応じ食事のとり方を工夫している

PH 112　食行動　要支援

診断指標の一部に合致しない点がみられる時に用いる

例
□ 偏食
□ 欠食
□ 過食
□ 少食
□ 不規則な食事時間
□ 嗜好品のとり過ぎ

●授乳婦の食事摂取基準

エネルギー				推定エネルギー必要量*1			
エネルギー			(kcal/日)	+350			
栄養素				推定平均必要量*2	推奨量*2	目安量	目標量
たんぱく質			(g/日)	+15	+20	—	—
			(%エネルギー)	—	—	—	15〜20*3
脂質		脂質	(%エネルギー)	—	—	—	20〜30*3
		飽和脂肪酸	(%エネルギー)	—	—	—	7以下*3
		n-6系脂肪酸	(g/日)	—	—	10	—
		n-3系脂肪酸	(g/日)	—	—	1.8	—
炭水化物		炭水化物	(%エネルギー)	—	—	—	50〜65*3
		食物繊維	(g/日)	—	—	—	18以上
ビタミン	脂溶性	ビタミンA	(μgRAE/日)*4	+300	+450	—	—
		ビタミンD	(μg/日)	—	—	8.5	—
		ビタミンE	(mg/日)*5	—	—	7.0	—
		ビタミンK	(μg/日)	—	—	150	—
	水溶性	ビタミンB_1	(mg/日)	+0.2	+0.2	—	—
		ビタミンB_2	(mg/日)	+0.5	+0.6	—	—
		ナイアシン	(mgNE/日)	+3	+3	—	—
		ビタミンB_6	(mg/日)	+0.3	+0.3	—	—
		ビタミンB_{12}	(μg/日)	+0.7	+0.8	—	—
		葉酸	(μg/日)	+80	+100	—	—
		パントテン酸	(mg/日)	—	—	6	—
		ビオチン	(μg/日)	—	—	50	—
		ビタミンC	(mg/日)	+40	+45	—	—
ミネラル	多量	ナトリウム	(mg/日)	600	—	—	—
		(食塩相当量)	(g/日)	1.5	—	—	6.5未満
		カリウム	(mg/日)	—	—	2,200	2,600以上
		カルシウム	(mg/日)	+0	+0	—	—
		マグネシウム	(mg/日)	+0	+0	—	—
		リン	(mg/日)	—	—	800	—
	微量	鉄	(mg/日)	+2.0	+2.5	—	—
		亜鉛	(mg/日)	+3	+4	—	—
		銅	(mg/日)	+0.5	+0.6	—	—
		マンガン	(mg/日)	—	—	3.5	—
		ヨウ素	(μg/日)*6	+100	+140	—	—
		セレン	(μg/日)	+15	+20	—	—
		クロム	(μg/日)	—	—	10	—
		モリブデン	(μg/日)	+3	+3	—	—

*1 エネルギーの項の参考表に示した付加量である.
*2 ナトリウム(食塩相当量)を除き，付加量である.
*3 範囲に関しては，おおむねの値を示したものであり，弾力的に運用すること.
*4 プロビタミンAカロテノイドを含む.
*5 α-トコフェロールについて算定した．α-トコフェロール以外のビタミンEは含んでいない.
*6 妊婦および授乳婦の耐容上限量は，2,000 μg/日とした.
〔厚生労働省：日本人の食事摂取基準2020年版，p385〕

PH 121 排泄行動 適切

定義 産褥日数に応じた排泄行動がとれている状態

診断指標

① 非妊時の排泄習慣が言える
② 定期的に排尿している
③ 陰部の疼痛に配慮して排泄している
④ 排便・排尿を我慢しないよう心がけている

PH 122 排泄行動 要支援

診断指標の一部に合致しない点がみられる時に用いる

例 □不適切な排泄行動

●産後の排泄の阻害因子と促進のためのケア

	阻害因子	促進のためのケア
排尿	▸膀胱内圧の感受性の鈍麻 ▸膀胱括約筋の緊張亢進 ▸膀胱の緊張力減退 ▸尿道の延長 ▸創部痛 ▸産後の疲労	▸2〜3 時間ごとにトイレを促す ▸排尿時に膀胱部を圧迫する ▸ビデで陰部を刺激する ▸3〜5 時間で自然排尿がない場合は導尿する ▸水分の摂取をすすめる
排便	▸分娩期の食物摂取量の減少 ▸腹直筋などの筋力低下 ▸創部痛・脱肛痛	▸繊維質含有食物・水分の摂取 ▸産褥体操や早期離床 ▸排便時は腹部を圧迫する ▸便意を我慢しない(すぐにトイレへ) ▸創部が離開することはないことの説明

PH 131 睡眠・休息 適切

定義 産褥日数に応じた睡眠・休息がとれている状態

診断指標

① 産褥と睡眠の関係を知っている
② 睡眠時間がとれている
③ 熟睡感がある
④ 入眠しやすい方法をもっている
⑤ 休息をとっている

PH 132 睡眠・休息 要支援

診断指標の一部に合致しない点がみられる時に用いる

例
- □ 睡眠不足
- □ 浅眠
- □ 不眠
- □ 休息不足
- □ 疲労感

●産後の睡眠の阻害因子と促進のためのケア

阻害因子	促進のためのケア
▸分娩直後は興奮や疲労 ▸後陣痛・筋肉痛などの苦痛 ▸産後の生活リズムの変化 ▸慣れない育児・慢性疲労	▸室内環境(室温・音・光)の整備 ▸足浴や湯たんぽで足を温める ▸消化のよい温かい食べ物 ▸可能な時は昼寝をする ▸夜間一時的に児を預かる

PH 141 動作・運動 適切

定義 産褥日数に応じた動作・運動が行われている状態

診断指標

① 産褥日数に応じた動作を知っている
② 産褥日数に応じた運動を行っている
③ 正しい姿勢を心がけている
④ 身体の変化に応じて動作を工夫している
⑤ 身体的リラクゼーションを取り入れている

PH 142 動作・運動 要支援

診断指標の一部に合致しない点がみられる時に用いる

例
□ 不自然な姿勢
□ 無理な動作
□ 動作の工夫不足
□ 無理な運動
□ 運動不足

●産後の経過と活動内容

産褥経過	活動内容
分娩後 2 時間まで	子宮収縮不全や大出血が生じやすいため，安静臥床を保つ
分娩後 2 時間経過したら	心身の状態に合わせて授乳や児の世話などの活動を拡大する．早期離床は，血液循環を促し，悪露の停滞を防ぐ．血栓症の予防にもなる
産褥 2 週まで	自分の身のまわりのことや児の世話を行い，疲れたらすぐに横になれる環境をつくる
産褥 3 週	近隣への買い物などの外出や家事を少しずつ始める
産褥 4 週	1 か月健診で異常がなければ非妊時の生活に戻る
産褥 6～8 週	(就労者の場合)職場に復帰する

●「産後の疲労感」尺度(36項目)

項目	4点～1点	項目	4点～1点
<身体的ストレス状態>		**<睡眠が不足した状態>**	
1 動くのがおっくうだ		19 目覚めた時にスッキリした感じがない	
2 身体が重い		20 睡眠時間が足りない	
3 ぐったりする		21 ゆっくり眠りたい	
4 歩くのが辛い		22 自然に目が覚めるまで眠りたい	
5 身体がだるい		23 熟睡した感じがない	
6 不快な症状がある		24 日中，眠気がある	
7 何もしたくない		25 スケジュールに追われている	
8 座っているのが辛い		26 やらなければいけないことが多い	
9 痛みがある		27 面会に対応するのが辛い	
<精神的ストレス状態>		**<育児困難感>**	
10 気持ちが沈んでいる		28 授乳が思い通りにいかない	
11 落ち込むことがある		29 子どもが泣いている理由がわからない	
12 憂うつな気分である		30 子どもの世話を楽しみながらしている	
13 不安な感じがする		31 子どもの世話をする時に緊張する	
14 落ち着かない気分である		32 イメージしていた育児と違う	
15 気分が滅入る		33 母乳分泌が少ないと感じる	
16 泣きたくなったりする		34 子どもを育てることが負担に感じられる	
17 子どもが泣くと悲しくなる		35 1回の授乳に1時間以上かかる	
18 育児に自信がもてない		36 子どもがおっぱいを吸わない	

全体を4件法(そう思う 4点，どちらかというとそう思う 3点，どちらかというとそう思わない 2点，そう思わない 1点)で評価し，点数が高いほど疲労度は高い．30は逆転項目として採点する．

〔山﨑圭子：産褥早期における「産後の疲労感」尺度の開発．東邦大学大学院医学研究科看護学専攻博士論文，2013〕

●骨盤底筋体操

肛門のまわりの筋肉をゆっくり，強く締め付け，そのまま 5 秒間保持する．
この運動を 10 回ずつ，以下の 5 つの姿勢で繰り返し行う．

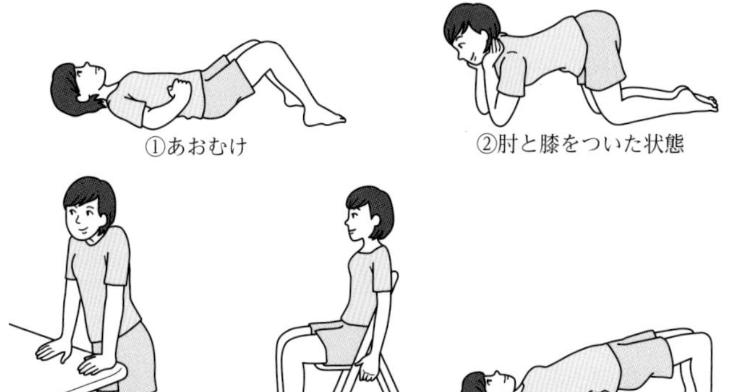

①あおむけ　②肘と膝をついた状態

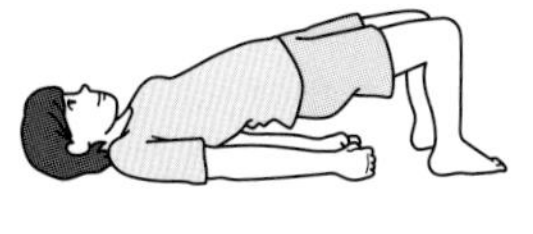

③机に手をついた状態　④いすに座った状態　⑤背筋を伸ばしながら

正しく行うには

- 人前でおならが出そうになった時，肛門をぎゅっと締めるのと同じように締め付ける．
- おしっこを途中で止めてみた時と同じ感じで行う．
- 息を吸いながら胃のほうへ向かって吸い込みながら肛門周辺を締め付ける．
- 入浴中に，利き手の示指と中指の第一関節まで腟内に入れて筋肉を締めてみると，正しくできているか確認できる．

PH 151 清潔行動 適切

定義 産褥日数に応じた清潔行動がとれている状態

診断指標

① 皮膚の清潔を保っている
② 手指の清潔を保っている
③ 口腔内の清潔を保っている
④ 陰部の清潔を保っている
⑤ 清潔な衣類を着用している

PH 152 清潔行動 要支援

診断指標の一部に合致しない点がみられる時に用いる

例 □身体の清潔不足(口腔内，陰部など)
□衣類の清潔不足

類型 2 精神・心理的生活行動

PH 211 情緒 安定

定義 感情の調整ができ，落ち着いて行動している状態

診断指標

① 表情が穏やかである
② 喜怒哀楽を表出できる
③ 筋道をたてて話せる
④ 自分の考えを表現できている
⑤ 相手を見つめて話している
⑥ 相手の話を聞こうとしている
⑦ 場に応じた態度がとれている
⑧ 不安の表出ができている
⑨ 自分なりに対処している
⑩ 心のよりどころをもっている

PH 212 情緒 要支援

診断指標の一部に合致しない点がみられる時に用いる

例
□ 無表情
□ 落ち着きがない
□ 多弁
□ 涙もろい
□ 視線が合わない

●マタニティ・ブルーズ自己質問票

産後　日目　【日時】　年　月　日　時

■今日あなたの状態について当てはまるものに○をつけてください．2つ以上当てはまる場合には番号の大きい方に○をつけてください．また質問票のはじめに名前と日時をお忘れなくご記入ください．

【質問】

A．0．気分はふさいでいない
　1．少し気分がふさぐ
　2．気分がふさぐ
　3．非常に気分がふさぐ

B．0．泣きたいと思わない
　1．泣きたい気分になるが，実際には泣かない
　2．少し泣けてきた
　3．数分間以上泣けてしまった
　4．半時間以上泣けてしまった

C．0．不安や心配ごとはない
　1．ときどき不安になる
　2．かなり不安になる
　3．不安でじっとしていられない

D．0．リラックスしている
　1．少し緊張している
　2．非常に緊張している

E．0．落ち着いている
　1．少し落ち着きがない
　2．非常に落ち着かずどうしていいかわからない

F．0．疲れていない
　1．少し元気がない
　2．1日中疲れている

G．0．昨晩は夢を見なかった
　1．昨晩は夢を見た
　2．昨晩は夢で目が覚めた

H．0．普段と同じように食欲がある
　1．普段に比べてやや食欲がない
　2．食欲がない
　3．1日中まったく食欲がない

■次の質問については，“はい”または“いいえ”で答えてください．

I．頭痛がする	はい	いいえ
J．イライラする	はい	いいえ
K．集中しにくい	はい	いいえ
L．物忘れしやすい	はい	いいえ
M．どうしていいのかわからない	はい	いいえ

※採点方法：A～Hの症状に対する得点は各番号の数字に該当し，I～Mの症状に対する得点は「はい」と答えた場合に1点とする．8点を区分点とする．

〔Stein G：The pattern of maternal change and body weight change in the first postpartum week. J Psychosom Res 24：165-171, 1980．山下　洋訳〕

●マタニティ・ブルーズの判断基準

マタニティ・ブルーズの診断のためには以下のAからDまでのすべての項目を満たす.

A. 以下の2項目の両方を呈する状態が, 出産後でかつ5日までに発症し, 産後2週間未満で消失する.
   1) 特別な状況と関連なく泣きたくなったり, 実際に(数分間)泣くなどの涙もろさ
   2) 抑うつ感

B. 以下の症状のうち少なくとも2項目を満たす.
   1) 不安(過度の心配)
   2) 緊張感
   3) 落ち着きのなさ
   4) 疲労感
   5) 食欲不振
   6) 集中困難

C. RDC(研究用診断基準)の定型うつ病, 準定型うつ病, 循環気質型人格, 断続うつ病, 双極性障害, パニック障害, 全般性不安障害, 強迫症, 恐怖症, 身体化症, 摂食障害, 統合失調症, 分裂感情障害, 分類不能の機能性精神病のいずれの基準をも満たさない.

D. RDC(研究用診断基準)の器質的疾患, 精神活性物質常用障害, 人格障害のいずれからも説明できない.

〔山下 洋:マタニティブルーズの診断と, 自己評価スケールによるスクリーニングについて, 平成5年度厚生省心身障害研究, p171, 1994より一部改変〕

●産後の女性のストレス要因

▸ **心身の変化に伴うストレス**

産後の女性の身体は急激なホルモン分泌の変動に伴う全身状態の変化，子宮の復古に伴う退行性変化，乳汁の産生と分泌に伴う進行性変化が起きる．これらの変化に対する十分な知識がない場合は，正常な経過なのかどうかがわからず不安になりやすい．また，これらの変化が正常から逸脱している場合は，さまざまな処置も行われ身体的ダメージも大きくストレスとなる．

▸ **日常生活の変化に伴うストレス**

出産後は新しく誕生した子ども中心の生活になり，24時間いつでも子どもへの対応が求められる．これまでの2人での生活から，子ども中心の生活サイクルになる．子どもは覚醒し，授乳を求め，沐浴・おむつ交換などが必要になり，だれかが常に子どもの世話をしなければならない生活は，母親に加えて妻・主婦としての役割と合わせて負担となり，ストレスとなる．また，1か月は子どもとの密室での生活になり，外出も困難になり，家に閉じこもりがちの生活が続き，大きなストレスとなる．

▸ **育児のストレス**

子どもの育児に伴うさまざまな技術を取得するのはそれなりに大変である．昨今，身近に乳児がいない母親は多く，自分の子どもが初めての乳児触れ合いの体験になる場合が多い．子どもを抱く，おむつや衣類を交換する，沐浴，授乳などの育児技術を取得するまでは，母親は緊張の連続である．「子どもの泣き」に対しても，泣いている原因がわからず，悪い病気ではないかと思い悩み，対処できずに困惑する．これらは母親にとって大きなストレスである．

▸ **孤独な育児によるストレス**

産後の母親は実母や義母が手伝いに来ている間はよいが，その後は子どもとだけの生活になる．一日中部屋に閉じこもっていると，自分だけ社会から隔離され，疎外されている感覚になり，孤独感が強まる．日常の小さな悩みや不平・不満を話す相手がいないことが大きなストレスになる．

▸ **支援のないことのストレス**

子どもとの生活は新しいことの発見である．育児に慣れない間やその後多少慣れてきても，一つ一つの出来事に対して，それでいいという保証が得られないのであれこれと思い悩む．身近に支援者がいることで，ストレスは軽減されるのである．

▸ **家族間の育児方針の違いによるストレス**

母親は育児について医師や助産師，専門書などからの情報を得て，自分の育児方針をもつようになる．しかし，育児に対する価値観はそれぞれに異なり，パートナーや実母，義母，小姑など身近で頼りにしている人から自分の育児に対しての批判や，異なる価値観を押し付けられることでストレスになる．

〔齋藤益子(著)，渡邊浩子 板倉敦夫 松﨑政代(編)：母性看護学② マタニティサイクルにおける母子の健康と看護 第6版，p184，メヂカルフレンド社，2019より一部改変〕

PH 221 出産の価値 適切

定義 出産したことを誇りにしている状態

診断指標

①出産を肯定的に受け止めている
②出産した自分を尊重している
③出産した自己を顕示する行動がみられる
④出産したことに対する満足感を表出している

PH 222 出産の価値 要支援

診断指標の一部に合致しない点がみられる時に用いる

例 □出産したことに対する否定的言動
□出産に対する低い自尊心

PH 231 出産の受容 適切

定義 出産したことを認め，受け入れている状態

診断指標

① 出産したことを喜んでいる
② 子どもを大切にする言動がみられる
③ 嬉しそうに育児をしている

PH 232 出産の受容 要支援

診断指標の一部に合致しない点がみられる時に用いる

例
□ 子どもに無関心
□ 困惑した言動
□ 育児放棄

PH 241 ボディ・イメージの変化 受容

定義 出産による体型の変化を受け入れ，対処している状態

診断指標

① 出産による体型の変化を知っている
② 乳房保護のための下着を着けている
③ 体型の変化に応じた服装をしている
④ 身体的変化を話題にしている

PH 242 ボディ・イメージの変化 要支援

診断指標の一部に合致しない点がみられる時に用いる

例
- □ 体型の変化へのこだわり
- □ 不適切な服装
- □ 不適切な乳房の保護

類型3 社会的生活行動

PH 311 パートナーとの関係 良好

定義 パートナーとの関係に満足している状態

診断指標

① お互いにいたわり合っている
② パートナーのことを話すとき表情が明るい
③ パートナーとのスキンシップがある
④ 相互に連絡をとることができる

PH 312 パートナーとの関係 要支援

診断指標の一部に合致しない点がみられる時に用いる

例 □パートナーとの関係不良
□パートナーとのコミュニケーション不足

PH 321 家族関係 良好

定義 家族内の人間関係が円満に保たれている状態

診断指標

① 家族内に共通の話題がある
② 生活習慣，家族内行事を大切にしている
③ 相互に関心を示している
④ 何でも話し合える
⑤ 家族内の話題を明るい表情で話す

PH 322 家族関係 要支援

診断指標の一部に合致しない点がみられる時に用いる

例 □家族に対する不満
□家族内におけるコミュニケーション不足

●育児でパートナーと協力する力

	4	3	2	1
1. パートナーから大切にされている				
2. パートナーを信頼している				
3. パートナーのことを大切にしている				
4. 必要時パートナーの協力を求めることができる				
5. パートナーが親として成長していると感じる				
6. パートナーと協力して一緒に子どもを育てていると感じる				
7. パートナーと子どもの育て方についての話をする				
8. パートナーと毎日の育児の出来事についての話をする				
9. パートナーから信頼されている				
10. パートナーの仕事や身体や心の状況がわかっている				
11. 夫婦としてスキンシップをとるようにしている				
12. パートナーに感謝やねぎらいの言葉をかけている				
13. パートナーとの性生活がうまくいっていると感じている				

そう思う　4点，そう思わない　1点，の4件法
52点満点で，39点以上をパートナーと協力する力ありと判定
〔松本憲子：1歳児を育てる母親の育児力尺度の開発，東邦大学看護学研究科看護学専攻博士論文，2014．3より一部改変〕

PH 331 支援体制 良好

定義 育児に必要なネットワーク作りがなされて，いつでも活用できる状態

診断指標

① 友人・知人の協力が得られている
② 近隣の協力が得られている
③ 職場の協力が得られている
④ 社会資源の活用ができている

PH 332 支援体制 要支援

診断指標の一部に合致しない点がみられる時に用いる

例
- □ 友人や知人との協力不足
- □ 近隣との協力不足
- □ 職場との協力不足
- □ 社会資源の活用不足

●出産後に必要な手続き(1か月くらいまで)

出生届
出生後2週間以内に母子健康手帳とともに市区町村の戸籍課へ提出する.

出生連絡票
母子健康手帳に綴じ込んである「出生連絡票」に必要事項を記入して投函する.

新生児訪問
保健師，助産師による新生児訪問指導を受ける(無料)

出産育児一時金の請求
・国民健康保険の場合：市区町村で「出産育児一時金支給申請書」を受け取り，病院に提出する.
・社会保険の場合：勤務先で「出産育児一時金支給申請書」を受け取り，病院に提出する.
＊42万円(1万6千円は産科医療補償制度の掛金に充当)
多胎の場合は出産児の数×42万円

出産手当金の請求(社会保険加入者)
勤務先で手続きする．育児休業をとる場合は育児休業給付金の申請をする.

児童手当の手続き
市区町村で所定の申請書(認定請求書)を受け取り，必要事項を記載して申請する.

PH 341 役割調整 適切

定義 児を迎えての家族間の役割変化を認識し，調整できている状態

診断指標

① 家族・親族の協力が得られている
② 家族が母児を受け入れている
③ 育児に関する話題が増えている
④ 産褥期の家族間の役割が明確である
⑤ 児と上の子との関係がよい
⑥ 児と祖父母との関係がよい

PH 342 役割調整 要支援

診断指標の一部に合致しない点がみられる時に用いる

例 □ 母児に対する家族の受容不足
□ 家族間における役割調整不足
□ 児と上の子の関係が不良
□ 児と祖父母の関係が不良

類型4 出産育児行動

PH 411 育児技術 適切

定義 育児に必要な技術が実施できている状態

診断指標

① 相談や受診を必要とする状態を知っている
② 沐浴ができる
③ おむつ交換ができる
④ 衣類の着脱ができる
⑤ 児の観察ができる

PH 412 育児技術 要支援

診断指標の一部に合致しない点がみられる時に用いる

例 □児の観察に関する知識不足
□未熟な育児技術（沐浴・衣類の着脱・おむつ交換など）

●育児技術の観察項目

育児技術の観察点	チェック欄
1）児の健康状態の観察ができる ①体重を測定し，増減を判断している ②体温を測定し，正常か否かを判断している ③四肢の冷感やチアノーゼの有無を判断している ④便・尿の回数と性状を観察して異常の有無を判断している ⑤声の調子，活動性，表情などを観察している ⑥睡眠・哺乳力・泣き方など生活リズムの変化を観察している	
2）安定した児の抱き方・寝かせ方ができる ①頭部に手を差し入れて固定して抱けている ②殿部から寝かせ，最後に頭部を固定しながら寝かせている ③授乳後は頭部を横向きに寝かせている	
3）授乳ができる ①児の空腹状態を判断している ②吸啜しやすい姿勢で児を抱いている ③乳房と手指を清潔にしている ④乳頭を含ませている ⑤吸啜させている時間は乳頭と児の状態に見合っている ⑥児に必要な哺乳量を飲ませている ⑦溢乳予防のため排気している ⑧母乳の過不足を判断している ⑨授乳中に児に微笑みかけや語りかけをしている	
4）おむつ交換ができる ①授乳前後や啼泣時におむつを替えている ②殿部の便や尿を前から後ろにふき取り乾燥させている ③おむつの当て方は足の運動・股関節の開排を妨げず，排泄物が漏れないようにしている ④排泄物の観察ができている ⑤汚れたおむつは分別して処理している	
5）沐浴ができる ①児の全身状態を観察して異常の有無と沐浴の可否を判断している ②室温・通風など部屋の環境を整えている（室温 25℃） ③必要物品を使用しやすい位置に配置している ④湯の温度を確認し，調節している ⑤児を安全に把持して身体を洗っている ⑥臍を消毒・乾燥させている ⑦保温に注意しながら手早く洗い，着衣している ⑧沐浴を通して児に語りかけ，スキンシップをとっている	
6）衣類の調整と保育環境の整備ができる ①児の状態で室温・湿度・換気・寝具・衣類を調整している ②児の部屋は季節に応じた冷暖房，通風，日当たりを考慮している	
7）受診の必要性が判断でき，応急処置ができる ①児の啼泣に対して異常状態か否かを判断している ②応急処置が必要な場面を考えている ③外傷，熱傷，発熱，下痢などの際の応急処置の仕方を知っている	

PH 421 乳房の自己管理 適切

定義 乳房の変化や授乳方針に応じた乳房の手当てができている状態

診断指標

① 産褥日数に応じた乳房の変化を知っている
② 乳頭や乳輪の状態に応じた手当てができる
③ 乳房の緊満度に応じた手当てができる
④ 乳汁分泌促進のための手当てができる
⑤ 乳汁分泌抑制のための手当てができる
⑥ 児の状態に応じて授乳法を工夫している
⑦ 哺乳量不足時の対応ができる
⑧ 必要に応じて搾乳できる

PH 422 乳房の自己管理 要支援

診断指標の一部に合致しない点がみられる時に用いる

例 □ 分泌促進の知識不足
□ 分泌抑制の知識不足
□ 不適切な乳頭・乳房の手当て

●乳房トラブルの種類と観察項目

	乳房緊満	乳管閉塞	乳腺炎
時期	徐々に起こる	徐々に起こる	産後10日頃から,突然に起こる
部位	両側性	片側性	片側性
腫脹,熱感	全体的 熱感はわずか	限局性 熱感はわずか	限局性 発赤,熱感,腫脹は強い
痛み	全体的,軽度	限局性,軽度	限局性,強度
体温	微熱	微熱	38.0°C以上

●乳汁分泌の生理

乳腺発育期	妊娠初期～中期	プロゲステロン プロラクチン hPL，ACTH
乳汁生成 I期	妊娠中期～産後2日目 乳糖，総蛋白，免疫グロブリンが増加し，乳汁生成のための基質が作られる．分娩後，プロラクチン濃度が高くなるとプロゲステロンの低下がスイッチとなり，乳汁生成が開始される．	プロラクチン インスリン コルチゾール
乳汁生成 II期	産後3～8日目 乳汁分泌が確立され，維持されるまでの時期，血液，酸素，ブドウ糖の取り込み・増加と同時にクエン酸の濃度が急速に増加する．	プロラクチン オキシトシン
乳汁生成 III期	産後9日目～減縮期 乳汁分泌が維持される時期．この時期の短期的な乳汁生成は，局所でのオートクリンコントロールで調整されている．	
乳房減縮期	産後の授乳～40日 腺房細胞の細胞死を迎え，乳腺組織が減少していく．	

●乳汁分泌の調整

エンドクリンコントロール（内分泌的調節）

乳汁生成のステージIIからIIIの時期に行われるプロラクチンとオキシトシンによる乳汁生成・分泌の調整

オートクリンコントロール（非内分泌的調節）

乳汁生成のステージIIIの時期に行われる腺房内の乳汁の貯留量と除去量のバランスによる乳汁生成の調整．腺房内に乳汁が貯まると腺房細胞は扁平状に変化し，乳汁の生成分泌をしなくなる．授乳や搾乳で腺房内が空になると細胞が起立し乳汁の生成・分泌を活発に行う．

PH 431 授乳行動 適切

定義 乳房や児の状況に応じた授乳行動ができている状態

診断指標

①児の発育に応じた哺乳量や回数を知っている
②児の空腹のサインを知っている
③児が満足しているサインを知っている
④授乳しやすい姿勢がとれている
⑤授乳しやすい抱き方を工夫している
⑥乳頭に応じた含ませ方を工夫している

PH 432 授乳行動 要支援

診断指標の一部に合致しない点がみられる時に用いる

例
- □不適切な授乳姿勢
- □不適切な含ませ方
- □児のサインの認知不足
- □不適切な抱き方
- □授乳に関する知識不足
- □排乳不足
- □搾乳不足
- □授乳法の迷い

●乳房の形と授乳時の児の抱き方

乳房の形	適応しやすい抱き方
Ⅰ（扁平）	立て抱き
Ⅱa(おわん型)	立て抱き・普通抱き
Ⅱb(おわん型・下垂)	立て抱き・普通抱き
Ⅲ（下垂）	水平抱き・フットボール抱き

乳房の形については，9頁を参照.

●授乳時の児の抱き方

立て抱き 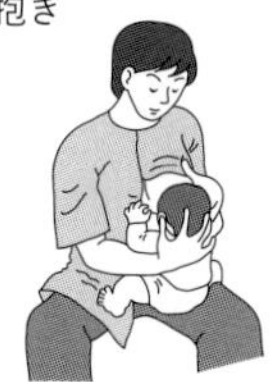	母親は，一側の母指と中指(または薬指)で，新生児の頭の後方から左右の耳の後ろの突起した骨を掴むようにして後頭頸部を手掌で支え，乳頭と新生児の口が同じ高さで向かい合うように，新生児の背を垂直に立てて座らせるように抱く． 新生児は支えられている母親の腕と反対側の乳房を哺乳する．
普通抱き(横抱き) 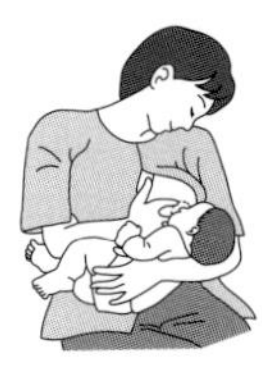	母親は，一側の腕を肘関節で軽く曲げて新生児の背面にまわし，肘関節内面で新生児の後頭頸部を，前腕で新生児の躯幹背面を，手掌で新生児の殿部を支えるように抱く． 新生児は支えられている母親の腕と同側の乳房を哺乳する．
水平抱き(交差抱き) 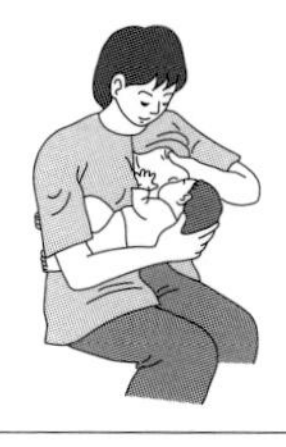	母親は，一側の腕を肘関節で軽く曲げて新生児の背面にまわし，肘関節内面で新生児の殿部を，前腕で新生児の躯幹背面を，母指と中指(または薬指)で，新生児の頭の後方から左右の耳の後ろの突起した骨を掴むようにして後頭頸部を手掌で支え，乳頭と殿部が水平(同じ位置)になるように抱く． 新生児は支えられている母親の腕と反対側の乳房を哺乳する．
フットボール抱き (脇抱き・逆抱き) 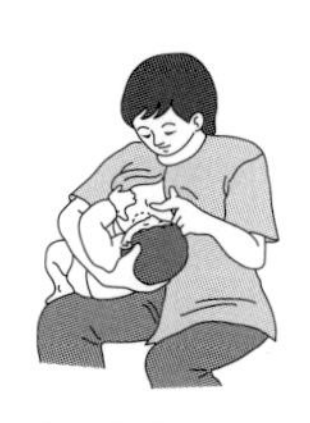	母親はフットボールを抱えるように新生児の躯幹を脇に抱えるようにし，母指と中指(または薬指)で，新生児の頭の後方から左右の耳の後ろの突起した骨を掴むようにして後頭頸部を手掌で支え抱く．この時，クッションを新生児の下に置き，高さを調整すれば抱えている腕が疲れない． 新生児は支えられている母親の腕と同側の乳房を哺乳する．
添い寝 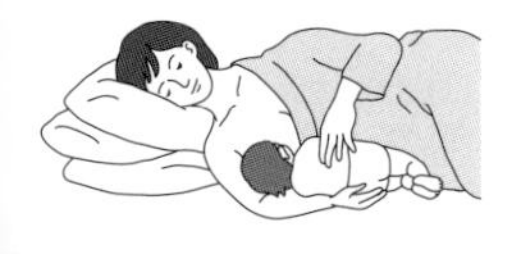	母親は側臥位をとり，下側の腕を新生児の背面にまわし，新生児を引き寄せるように支え，新生児の顔が，下側の乳房と同じ位置になるように抱く． 新生児は下側の乳房を哺乳する．

●直接授乳観察用紙

母の名前＿＿＿＿＿＿ 赤ちゃんの名前＿＿＿＿＿＿	日付＿＿＿＿＿＿ 赤ちゃんの年齢(日齢)＿＿＿＿
授乳がうまくいってるサイン：	**困難がありそうなサイン：**
全体	
母親	
□健康そうに見える □リラックスしており，居心地がよさそう □母親と赤ちゃんとのきずなのサイン	□病気または落ち込んでいるように見える □緊張しており，不快そうに見える □母子が目を合わせない
赤ちゃん	
□健康そうに見える □穏やかでリラックスしている □空腹時，乳房に向かったり探したりする	□眠そう，具合が悪そうに見える □落ちつきがない，泣いている □乳房に向かわない，探さない
乳房	
□健康そうに見える □痛みや不快感がない □乳輪から離れた位置でしっかり指で支えられている □乳頭の突出	□発赤，腫脹，あるいは疼痛 □乳房や乳頭が痛い □乳輪に指がかかったまま乳房を支えている □乳頭が扁平で，突出していない
赤ちゃんの体勢	
□頭と体がまっすぐになっている □母親の体に引き寄せられて抱かれている □体の全体が支えられている □赤ちゃんが乳房に近づくとき，鼻が乳頭の位置にある	□授乳をするのに，首と頭がねじれている □母親の体に引き寄せられて抱かれていない □頭と首だけで支えられている □乳房に近づくとき，下唇，下顎が乳頭の位置にある
赤ちゃんの吸着	
□乳輪は赤ちゃんの上唇の上部のほうがよく見える □赤ちゃんの口が大きく開いている □下唇が外向きに開いている □赤ちゃんの下顎が乳房にふれている	□下唇の下部のほうが乳輪がよく見える □口が大きく開いていない □唇をすぼめている，もしくはまき込んでいる □下顎が乳房にふれていない
哺乳	
□ゆっくり深く，休みのある吸啜 □哺乳しているときは頬がふくらんでいる □哺乳を終えるときは，赤ちゃんが乳房をはなす □母親がオキシトシン反射のサインに気がつく	□速くて浅い吸啜 □哺乳しているときに頬が内側にくぼむ □母親が赤ちゃんを乳房からはなしてしまう □オキシトシン反射のサインがない
備考：	

〔BFHI 2009 翻訳編集委員会(訳)：UNICEF／WHO 赤ちゃんとお母さんにやさしい母乳育児支援ガイドベーシック・コース「母乳育児成功のための10カ条」の実践，p166，医学書院，2009〕

PH 441 対処行動 適切

定義 出産による変化を受け入れ対処している状態

診断指標

① 現在の症状が産後のマイナートラブルであることがわかっている
② マイナートラブルの症状を軽減する方法を知っている
③ マイナートラブルに自分なりに対処している
④ 計画した育児方針の変更や育児工夫に対する支援を得ている
⑤ 育児が思いどおりに進まない場合があることがわかっている
⑥ 相談や受診を必要とする状態を知っている

PH 442 対処行動 要支援

診断指標の一部に合致しない点がみられる時に用いる

例
- □ 対処方法をもっていない
- □ 不適切な対処行動
- □ 計画した育児方針へのこだわり
- □ 育児方針の混迷
- □ 応急処置に対する知識不足

PH 451 愛着行動 良好

定義 児への愛着が行動としてとれている状態

診断指標

① 児をみつめている
② 児に語りかけている
③ 児に触れている
④ 児をあやしている
⑤ 児の表情や行動に反応している

PH 452 愛着行動 要支援

診断指標の一部に合致しない点がみられる時に用いる

例 □愛着行動(みつめる・語りかける・触れる・あやす)の希薄
□児の表情や行動に対する反応不足

新生児期
の
マタニティ診断

類型 1 日齢

NP 110 日齢○日である

定義 出生日から算出した日数

診断指標

① 出生日を 0 日として起算した当日の日数
② 身体的所見（臍・皮膚・黄疸・便など）から推定した当日の日数

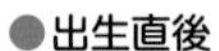
●出生直後

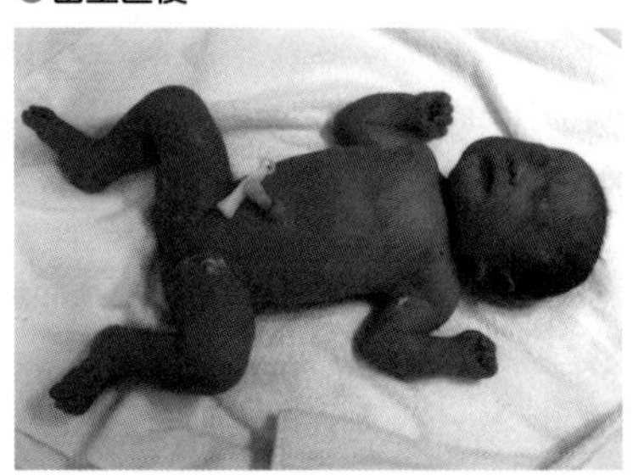

●生後 4 日目頃

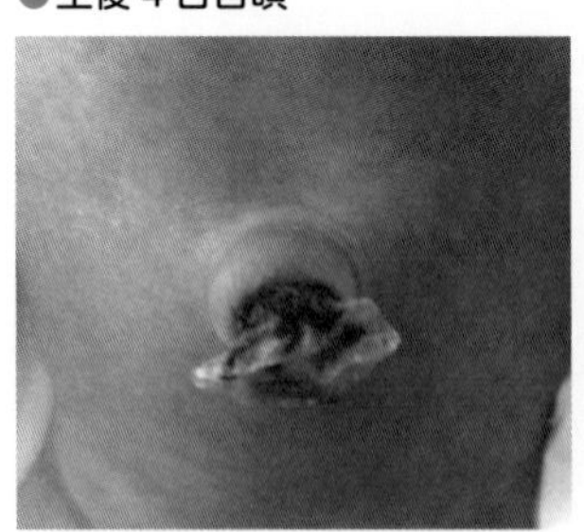

●生後 6 日目頃

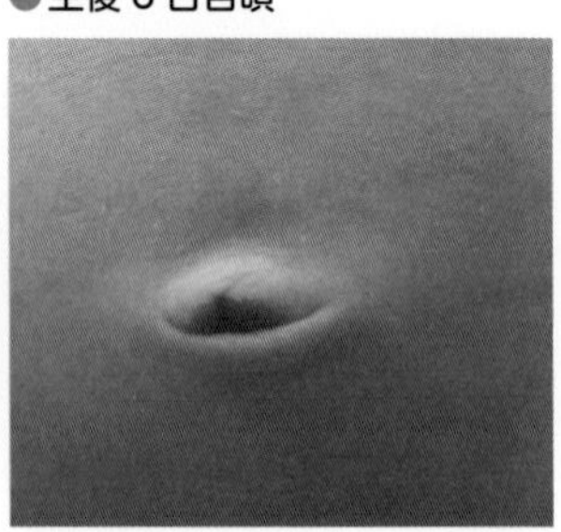

類型 2 出生直後の状態

NP 211 成熟 良好

定義 胎外環境に適応できるまでに発育している状態

診断指標

① 在胎週数は正期産の範囲にある
② 身体各部の計測値が正期産児に見合った値に相当している
③ 外表所見は成熟徴候を示している
④ 神経学的所見は成熟徴候を示している

NP 212 成熟 要経過観察

診断指標の一部に合致しない点がみられるが，しばらく様子をみたい時に用いる

NP 213 成熟 要精査

診断指標の全部あるいは一部に逸脱があり，異常・疾病が疑われ，医師の診断を要する状態の時に用いる

例
- □ 早産児
- □ 過熟児
- □ 低出生体重児
- □ 巨大児
- □ 胎児発育不全(FGR)
- □ small-for-dates 児
- □ light-for-dates 児
- □ heavy-for-dates 児

在胎週数が不明な場合や在胎週数と出生体重が合致しない場合には，出生後早期に成熟度を評価する必要がある．その一般的方法として，身体外表所見と神経学的所見を組み合わせた Dubowitz 法(193，194 頁参照)が利用される．

●出生体重および在胎週数の分類と名称

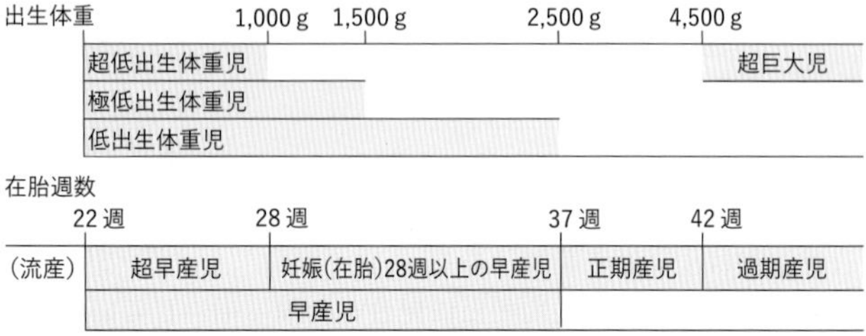

出生体重

〜1,000 g	1,000 g〜1,500 g	1,500 g〜2,500 g	2,500 g〜4,500 g	4,500 g〜
超低出生体重児				超巨大児
極低出生体重児				
低出生体重児				

在胎週数

〜22 週	22 週〜28 週	28 週〜37 週	37 週〜42 週	42 週〜
（流産）	超早産児	妊娠（在胎）28週以上の早産児	正期産児	過期産児
	早産児			

※出生体重 4,000 g 以上を巨大児というが，国際的な定義ではない．
〔日本小児科学会新生児委員会：新生児に関する用語についての勧告．日児誌 98(10)：1947，1994 より一部改変〕

●出生時の発育（体格）評価

出生時の発育評価基準	
在胎週数に比し，出生体重・身長ともに 10 パーセンタイル未満の児	small-for-dates（SFD）
在胎週数に比し，出生体重は 10 パーセンタイル未満で身長は 10 パーセンタイルを超える児	light-for-dates（LFD）*
在胎週数に比し，出生体重が 90 パーセンタイル以上の児	heavy-for-dates（HFD）*
在胎週数に比し，出生体重・身長ともに 10 パーセンタイルから 90 パーセンタイルの間に含まれる児	appropriate-for-dates（AFD）

＊文中で初出時にフルスペルを示しかっこ内等で省略する旨明記しない限り，large for dates などと混同しやすいので，LFD および HFD といった省略形は用いない．
〔日本小児科学会新生児委員会：新生児に関する用語についての勧告．日児誌 98(10)：1946，1994／（研究分担者）佐藤拓代：低出生体重児保健指導マニュアル―小さく生まれた赤ちゃんの地域支援，大阪府立母子保健総合医療センター，平成 24 年 12 月を参考に作成〕

●胎児発育曲線上からの新生児の分類

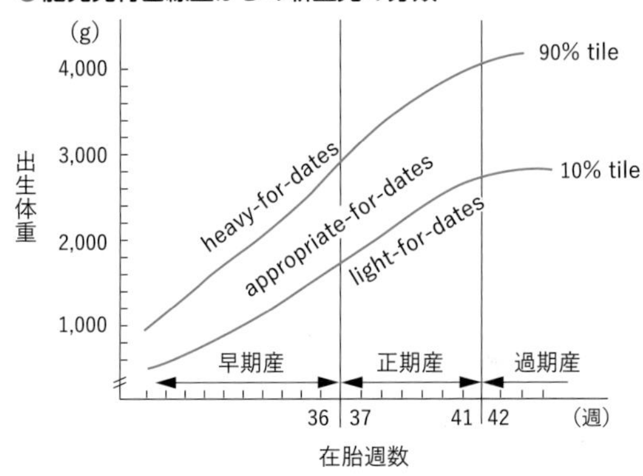

〔仁志田博司：新生児学入門 第 5 版，p7，医学書院，2018〕

頭部の測定部位

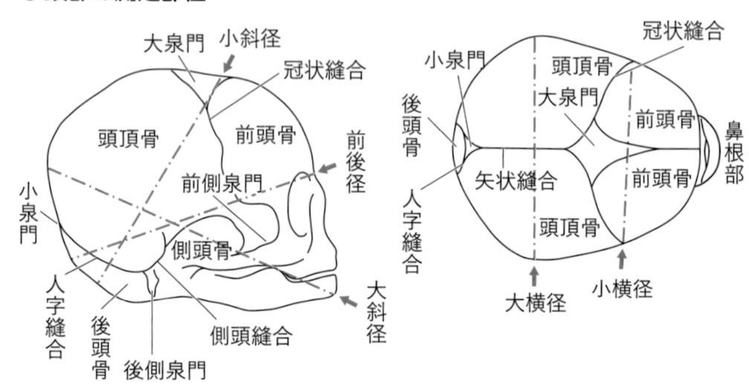

身体諸計測の標準値

身　長	50 cm	大横径	9 cm
体　重	3,000 g	小横径	7 cm
頭　囲	33 cm	前後径	11 cm
胸　囲	32 cm	大斜径	13 cm
肩　幅	12 cm	小斜径	9 cm
肩甲周囲	35 cm	前後径周囲	33 cm
腰　幅	9 cm	大斜径周囲	35 cm
腰周囲	27 cm	小斜径周囲	32 cm

身体的特徴

1) 頭囲は肩甲周囲に等しいか少し小さい．胸囲より大きい
2) 身体各部はほぼ一定の相互比例を示す
   - 頭部の高さは全身長の約 1/4 である
   - 上肢と下肢の長さはほぼ等しく，頭高の 1 倍半，頭蓋は顔面より大きく，肩甲周囲は頭部前後径周囲よりやや大きい
3) 身体外観はほぼ一定の発育を示している

NP 221 活気 良好

定義 出生直後の新生児が外見上元気(well-being)である状態

診断指標

① 元気よく啼泣している
② 四肢の運動が活発である
③ 中心性チアノーゼがみられない
④ アプガー・スコアが 8 点以上である
⑤ 四肢の運動に左右差がない
⑥ 外傷・麻痺・骨折がみられない
⑦ 顔貌・外表に気になる所見がみられない

NP 222 活気 要経過観察

診断指標の一部に合致しない点がみられるが，しばらく様子をみたい時に用いる

NP 223 活気 要精査

診断指標の全部あるいは一部に逸脱があり，異常・疾病が疑われ，医師の診断を要する状態の時に用いる

例
□ 呼吸障害
□ 胎便吸引症候群
□ 分娩時損傷
□ 外表奇形
□ 染色体異常

●アプガー・スコア(Apgar score)

評価内容＼点数	0	1	2
心拍数(bpm)	ない	100未満	100以上
呼吸	ない	弱い泣き声/不規則な浅い呼吸	強く泣く/規則的な呼吸
筋緊張	だらんとしている	いくらか四肢を曲げる	四肢を活発に動かす
反射	反応しない	顔をしかめる	咳またはクシャミ
皮膚色	全身蒼白または暗紫色	体幹ピンク・四肢チアノーゼ	全身ピンク

1分時のアプガー・スコアは児の出生時の状態を反映するが，5分時のアプガー・スコアは児の予後とより強い相関を示す．このことは出生後5分までに適切な蘇生がされなかったか，または蘇生に反応しないほど重篤であったかを意味する．

〔仁志田博司：新生児学入門 第5版，pp136-137，医学書院，2018〕

●新生児の全身の観察点と外表異常・奇形，分娩時損傷

	観察内容	外表異常・奇形，分娩時損傷
全身	▸計測値：身長，体重，頭部，肩甲，胸部，腰部 ▸相互比例：頭高；身長，上肢；下肢，頭高；四肢 ▸姿勢	四肢弛緩，伸展
泣声	声の質，強弱	甲高い，弱い，嗄声
皮膚	色調・光沢・透明感，皮下脂肪の発達状態，ぜい毛・胎脂の有無・部位・程度	▸蒼白，冷感，チアノーゼ，硬皮，うっ血斑，浮腫，赤斑，母斑，発疹，湿疹，血管腫，膿疱 ▸切傷，擦過傷，皮下出血
頭部	▸形状，骨形成状態 ▸頭髪の長さ・密生度，前額との境界形成状況 ▸泉門：大きさ，緊張，膨隆・陥没の有無・程度 ▸骨重積・縫合離開の有無・程度	▸大頭，小頭，変形，軟頭蓋，縫合離開，泉門の膨隆・陥没 ▸外傷，頭蓋陥没骨折，頭血腫
顔面	▸顔貌，顔色，表情 ▸各器官の発育・位置・左右の対称性，バランス ▸目：眼瞼の開閉，眉毛・睫毛の発達，眼球の有無・輝き・動き，角膜・結膜の状態，対光反射 ▸鼻：形状，軟骨の触知，通過性，面皰(キュストナー徴候)の有無・部位 ▸耳：形状，大きさ，軟骨形成，耳孔の確認，分泌物 ▸口唇・口腔：形，色調	▸ダウン症候群様顔貌 ▸各器官の位置の異常，左右の非対称性の異常 ▸各器官の欠損(眼球・虹彩・眼瞼・鼻翼，耳孔の閉鎖，など) ▸各器官の形状異常(眼裂の長短，小眼球，大・小耳，副耳，弁状耳，耳垂裂，無・埋没耳，単一鼻孔，口唇・口蓋裂，巨舌など)，魔歯 ▸眼瞼結膜の出血，顔面神経麻痺，鉗子による障害や圧痕 ▸上方凝視，眼球振盪
頸部	形状，胸鎖乳突筋の対称性	▸斜頸，胸鎖乳突筋の非対称・腫瘤触知 ▸鎖骨骨折
胸・腹部	▸胸部：形状，対称性 ▸乳房：乳首形成，乳腺組織の触知・腫脹，乳汁分泌・副乳頭の有無 ▸腹部：弾力性 ▸臍帯：位置，血管数，色，出血の有無	▸小胸郭，漏斗胸，胸筋欠損 ▸腹壁筋欠損，腹直筋離開，臍帯ヘルニア，腹部腫瘤(水腎症，ウィルムス腫瘍) ▸臍帯血管数の多寡，緑・黄色汚染
背部	脊柱形状	脊柱彎曲・突出，脊髄披裂，髄膜瘤
四肢	▸形・位置，長さ，左右の対称性，筋肉の緊張，皮下脂肪の発達 ▸運動性：自発運動の有無・程度，可動範囲，対称性 ▸手掌・足底：形，皺(紋)の有無・量 ▸指：本数，位置，形，長さ，指紋 ▸爪：形状，硬さ，長さ	▸四肢短縮，指(趾)・肢欠損，多指(趾)，合指(趾)，巨指(趾)，爪の欠損，爪低形成，外・内反足，外反肢，開排制限，手掌単一屈曲線 ▸運動性の減少・消失 ▸上腕骨骨折，大腿骨骨折，腕神経麻痺
生殖器	▸睾丸：下降状態，陰嚢内触知 ▸外陰：大陰唇の発達程度	▸尿道下裂，包茎，睾丸下降不全，陰嚢水腫 ▸腟欠損，半陰陽
殿部	開孔，蒙古斑の有無	鎖肛
神経系	▸反射の有無・程度(モロー，吸啜，嚥下，ルーティング，把握，ペレー，バビンスキー，自動歩行，対光，瞬き)，筋緊張と活動性 ▸行動：抱きつき行動，吸飲行動	▸けいれん，強直，落陽現象，振せん ▸反射・行動の消失，易刺激性

類型3 早期新生児の状態

NP 311 生理的変化 良好

定義 生理的変化が日齢に応じた状態である

診断指標

① 排尿・排便が生後24時間以内にみられる
② 体重減少が生理的範囲である
③ 黄疸の出現時期・程度が日齢に応じている
④ 便の性状の変化が日齢に応じている
⑤ 臍帯の変化が日齢に応じている
⑥ 皮膚の変化が日齢に応じている
⑦ 頭部の変化が日齢に応じている

NP 312 生理的変化 要経過観察

診断指標の一部に合致しない点がみられるが，しばらく様子をみたい時に用いる

NP 313 生理的変化 要精査

診断指標の全部あるいは一部に逸脱があり，異常・疾病が疑われ，医師の診断を要する状態の時に用いる

例
- □病的な体重減少
- □病的黄疸
- □新生児メレナ
- □臍感染
- □頭血腫，帽状腱膜下血腫

●新生児の便の状態

種類	所見・性状	排泄期間(時期)・量
胎便	暗緑色(緑黒色), 粘稠, 無臭, 形を形成しない	生後 48 時間・70～100 g
移行便	粘稠度が減少し, 胎便に乳便が混在した状態	生後 48 時間～4, 5 日まで
母乳便	黄色・黄緑色軟便で, 甘酸っぱい臭気	生後 4～5 日以降, 2～5 回/日
人工便	淡黄色・黄色で, やや硬く顆粒が大きい. 便臭あり	生後 4～5 日以降 母乳便より回数が少ない

●生理的黄疸と病的黄疸の鑑別

	生理的黄疸	病的黄疸
黄疸の出現時期	生後 24 時間以降	生後 24 時間以内
1 日の血清総ビリルビン値の上昇	＜5 mg/dL	≧5～7 mg/dL
血清総ビリルビン値	＜12 mg/dL (低出生体重児：＜12 mg/dL)	≧15 mg/dL (低出生体重児：≧12 mg/dL)
直接ビリルビン値の上昇	＜2 mg/dL	≧2 mg/dL
黄疸の持続	≦2 週間	＞2 週間

血清総ビリルビン値 4～8 mg/dL 以上になると可視黄疸がみられる.

●新生児黄疸(生理的黄疸/病的黄疸)

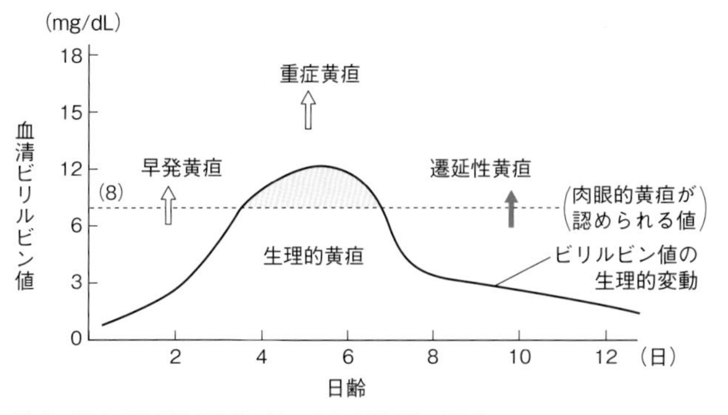

〔仁志田博司：新生児学入門 第 5 版, p292, 医学書院, 2018〕

●光線療法の開始基準

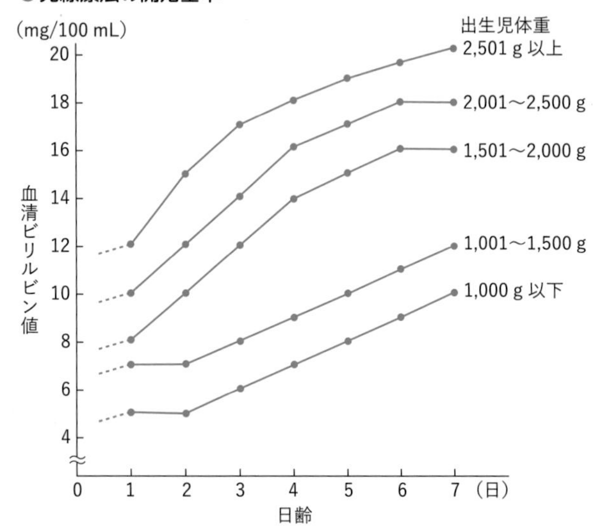

注) 1. 出生当日を日齢0とする.
2. 下記の核黄疸危険増強因子のいずれかが存在するときには，一段低い基準線を超えたときに光線療法を考慮する.
①新生児溶血性疾患，②仮死，③アシドーシス(pH≦7.25)，④呼吸窮迫，⑤低体温(≦35℃)，⑥低タンパク血症(≦5.0 g/100 mL)，⑦低血糖症，⑧感染症

〔村田文也：新生児黄疸の治療指針．小児医学 8(2)：148，1975〕

●早期新生児期にみられる皮膚変化

皮膚の所見	日齢による出現・消退の時期								
	0	1	2	3	4	5	6	7	8 以降
ハレキン現象 身体の中央に線を引いたように半分だけ赤くなる現象									
チアノーゼ 四肢末端，口唇周囲にみられる．低体温や多血症の場合に好発									
浮腫 一過性に顔，眼瞼にみられる									
産瘤 産道通過時の圧迫による児頭先進部の皮膚の浮腫									
毳毛 0.05～数 mm の軟毛．頬，額，肩～殿部，上腕などにみられ，成熟児ほど少量									数日～数か月で自然になくなる
単純性紫斑 分娩時圧迫により生ずる点状出血斑．顔面，陰股部，大腿内側にみられる									
鼻皮脂(面皰) 皮脂腺の肥大したもので，鼻尖，鼻背，頸部などにみられる									平均 8 日で消失
稗粒腫(ミリア) 数 mm の白色/黄白色の丘疹．ケラチンを含む皮膚嚢胞の一種で鼻，頬，額に好発									数週間以内に消える
中毒性紅斑(中毒疹) 散在性・大小不同，中央に白色/黄色の丘疹を伴う紅斑．胸，背，殿部など身体のあちこちにあらわれる									出現から2，3 日で消える
中心性紅斑 血管拡張による紅斑の一種．出現部位により，Unna の母斑(うなじ)，火炎斑(額)，サーモンパッチ(眼瞼)と呼ぶ									半数は 7 日以内，残りは 1 年半までに消失
網状皮斑 網状/大理石模様状にみられる斑．主として体幹，四肢にみられる									出現から数日で消える
落屑 角質層の剝脱する状態．手首，足首に亀裂を生じ出血することもある									剝脱は 3，4 日でおさまる
水晶様汗発疹 0.5～2 mm 程度の透明な小水疱．多くは額にあらわれる									出現から数日で消える

〔仁志田博：新生児学入門 第 5 版，pp48-52，医学書院，2018/櫛引美代子：カラー写真で学ぶ新生児の観察と看護技術 第 2 版，pp20-23，医歯薬出版株式会社，2017 を参考に作成〕

類型 4 新生児の経過

NP 411 健康状態 良好

定義 身体的所見が日齢に応じて正常範囲にある状態

診断指標

① 体温が正常範囲である
② 呼吸(数・型・深さ・音)が正常範囲である
③ 心拍(数・リズム)が正常範囲である
④ 心雑音が聞かれない
⑤ 活気があり機嫌がよい
⑥ 哺乳状態(吸啜力・哺乳力)が良好である
⑦ 排泄状態(回数・量・性状)が日齢に応じている
⑧ 睡眠と覚醒のリズムがある
⑨ 嘔吐が生理的範囲である
⑩ 皮膚色が良好である
⑪ 可視黄疸が日齢に応じている
⑫ 背臥位姿勢・四肢運動が良好である

NP 412 健康状態 要経過観察

診断指標の一部に合致しない点がみられるが，しばらく様子をみたい時に用いる

NP 413 健康状態 要精査

診断指標の全部あるいは一部に逸脱があり，異常・疾病が疑われ，医師の診断を要する状態の時に用いる

例

- □ 低体温
- □ 呼吸障害
- □ 感染症
- □ 心疾患
- □ 低血糖
- □ 哺乳力低下
- □ 脱水
- □ 傾眠
- □ 消化管疾患
- □ 病的黄疸(核黄疸，閉塞性黄疸)

NP 421 発育・発達状態 良好

定義 発育・発達が日齢に応じている状態

診断指標

① 経日的な体重増加量が正常範囲である
② 四肢の運動が活発である
③ 皮下脂肪(丸み・弾力性・光沢)が発達し増大している
④ 身長・頭囲・胸囲が正常範囲である
⑤ 原始反射がみられる
⑥ 物音や声に反応している
⑦ 光に反応している
⑧ 便の色は正常範囲である

NP 422 発育・発達状態 要経過観察

診断指標の一部に合致しない点がみられるが，しばらく様子をみたい時に用いる

NP 423 発育・発達状態 要精査

診断指標の全部あるいは一部に逸脱があり，異常・疾病が疑われ，医師の診断を要する状態の時に用いる

例
- ☐ 発育障害
- ☐ 神経系疾患
- ☐ 聴覚障害
- ☐ 視覚障害
- ☐ 閉塞性黄疸

●新生児の発達

項目	内容
体重	生後数日の間に，母乳栄養法では4〜8%，人工栄養法では3〜5%程度の生理的体重減少が起こる．日齢3〜5頃から体重増加がみられる．体重1kgあたり100〜120kcalの栄養が供給されるようになると，1日約30gの体重増加がみられる
頭囲	出生時の頭囲は胸囲より大きい．産道通過時の圧迫で生じた骨重合が日齢2〜3にとれて一時的な頭囲の拡大をみることがある．逆に産瘤の消失とともに頭囲が減少することもある
胸囲	胸郭は円形に近く，左右径と前後径はほぼ同じである．出生後次第に左右径が前後径より広くなる
視力	在胎14〜27週に対光反応，29週頃に瞬目反応，32週頃に注視がそれぞれ認められている．しかし，出生後の視力は0.02〜0.05程度，焦点を合わせる能力は不十分である
聴力	聴性反応は在胎26週頃から認められる．低音(250〜500 Hz)は比較的聴こえる．マザリーズと呼ばれる母親の児に対する特徴的な話し方は，90〜800 Hzと周波数変化が大きく，児はこうした誇張されたイントネーションによく反応する．新生児聴覚スクリーニング検査は，「きこえ」の簡易検査であり，難聴の早期診断，難聴児の早期療育・教育を目的に実施される
味覚	味蕾は胎児後期から乳児期に最も多く，味覚は出生前から発達している．塩味については識別能力は不十分である
嗅覚	鼻粘膜の嗅覚細胞は，在胎28〜32週頃には発達している．出生後の嗅覚は敏感であり，母親や母乳のにおいを嗅ぎわけることもできる．嗅覚は愛着形成や母子関係確立の重要な因子である
触覚	皮膚刺激に対する反応は在胎9週頃には認められる．肌が感ずる快の感覚が母子関係確立に影響することが示唆されている
運動	仰臥位で上下肢は軽く屈曲し，手は軽く握っている．抗重力的に，四肢をそれぞれ自由に動かす．頭部は左右のどちらかを向いていることが多いが，時に向きを変える
消化管機能	胃は縦型で噴門部の括約筋が弱く，排気が容易だが溢乳もしやすい．消化管の運動機能が不十分なため，生後2〜3か月頃までは，胃軸捻転，腸管拡張，これらに伴う腹部膨満や嘔吐が起こりやすい．哺乳が反射となり腸蠕動が高まる胃-結腸反射により，哺乳するたびに排便する．出生後に便中に胆汁が排泄され便は黄・茶色を呈する．先天性胆道閉鎖がある場合，その発症は緩徐であり，出生後しばらくは正常な色調の便を排出することから，特徴的な白色便を認めるのは新生児期以降のことが多い

〔仁志田博：新生児学入門 第5版，pp48-52，263-293，医学書院，2018を参考に作成〕

●新生児にみられる原始反射

項目	反応	消失時期
引き起こし反射	仰臥位で両手首を握り，ゆっくり引き起こすと，はじめは頭部が遅れてついてくるが，上体が垂直に起きてくると瞬時的な頭部の垂直位での固定がみられる	1 か月
自動歩行反射	脇の下を支えて足底を台につけると，下肢を交互に曲げ伸ばして，ちょうど歩行しているような動作をする	2 か月
モロー反射	頭を 30°くらい持ち上げ，その手を急に下げるような動作をしたときや，大きな音を出して驚かすような刺激をしたときに起こる．両上肢を開き，側方から正中方向に抱きつくような動作をする．単に驚いて手を動かすのはモロー反射ではない	4 か月
非対称性筋緊張性頸反射	仰臥位で寝かせ，頭を横に向かせると，向いた側の手足を伸ばし，反対側の手足を曲げる	4 か月
吸啜反射	口の中へ小指を入れると強く吸いつき，乳首を吸うように音を立てて吸啜する	4～6 か月
口唇探索反射	口唇周辺に指など何かが触れると，刺激されたほうに口を向ける	4～6 か月
把握反射	①手掌把握反射：指を手のひらに置いて刺激すると指を屈曲させて握るような動作をする	5～6 か月
	②足底把握反射：足の指(第 1 趾より)のつけ根を圧迫すると，趾全体が屈曲する	9～10 か月

類型1 養護

NH 111 哺乳 良好

定義 哺乳が確実にでき満足している状態

診断指標

① 空腹になると口をあけ乳房(乳頭)を探している
② 欲するときに哺乳がされている
③ 哺乳しやすい姿勢で抱かれている(ポジショニング)
④ 乳輪まで含んでいる(ラッチ・オン)
⑤ 時々休止しながらリズミカルに吸啜している
⑥ 嚥下運動がみられる
⑦ 嚥下音が聞かれる
⑧ 満ちたりると自然に乳首を放し，穏やかな表情をしている

NH 112 哺乳 要支援

診断指標の一部に合致しない点がみられる時に用いる

例 □欲求と異なる哺乳間隔による不機嫌な状態(時間授乳)
□乳頭混乱*
□不適切な抱かれ方
□不十分な乳頭の含み方
□不十分な哺乳量による不機嫌な状態
□吸啜運動が緩慢
□哺乳欲が乏しい
□哺乳時間が長い

*乳頭混乱：出生後の早い時期に，母親の乳首(乳頭)・哺乳瓶の乳首・ニップルシールドなどさまざまな乳首を与えることで，児は乳首に対する混乱を生じ，結果的に母親の乳首を好まず吸引しやすい乳首(哺乳瓶など)を好むような状況が起こりやすい．

●生後 1 か月頃までの母乳哺育による標準的な経過

	経過
体重増加	▸出生後早期の体重減少は 7％以内におさまることが多く，体重減少は日齢 2 までで，おおよそ日齢 4〜5 で体重増加に転じ，日齢 9 までに出生体重に戻り，生後 3 か月までは 1 日 20〜30 g 増加する ▸出生直後より肌と肌との触れ合いを続け，児の要求に合わせて時間や回数を制限せずに授乳する
排便と排尿	▸母乳育ちの児の標準的な排便回数はばらつきが大きい．24 時間に少なくとも 3〜4 回直径 2.5 cm 以上の排便がみられ，便の色はからし色であることが多い ▸排尿は日齢 2〜3 頃母乳摂取量が急激に増えてからは，24 時間に少なくとも，布おむつ 6〜8 回，紙おむつ 5〜6 回以上みられ，尿の色は薄い
授乳パターン	▸1 日に 8〜15 回以上，夜も昼も母乳を飲むのが標準的であるが，授乳回数にはばらつきがある．平均的にはそれぞれの乳房から 15〜20 分ずつ飲むが，片方だけで満足する場合もある
黄疸	▸母乳育ちの児の多くは日齢 5 以降にも高ビリルビン血症，いわゆる「母乳性黄疸」が続くことが多い ▸日齢 10〜15 にかけてさらにビリルビン値が上昇することもある．多くは生後 3〜4 週間目には減少し，児は体重増加量も全身状態も良好である ▸生後 1 か月まで黄疸が遷延した場合は小児科を受診する

●赤ちゃんが十分母乳を飲んでいるサイン

- ▸赤ちゃんが 24 時間に少なくとも 8 回はおっぱいを飲んでいる
- ▸赤ちゃんの吸啜のリズムが 1 回の授乳の途中で変化する
- ▸赤ちゃんが嚥下している音が聞こえる
- ▸授乳と授乳の間は覚醒していて，満足そうに見える
- ▸筋緊張がよくて，皮膚の状態も健康そうである
- ▸24 時間に 6 回以上おむつを濡らし，3〜8 回の便をする
- ▸着実で一定のペース（平均 18〜30 g/日）の体重増加がみられる

〔日本ラクテーション・コンサルタント協会：母乳育児スタンダード 第 2 版，pp176-177，医学書院，2015 をもとに作成〕

●母乳だけで育つ児の体重増加の目安として参考となる数値

WHO/UNICEF	生後6か月までは1週間に100〜200 g
国際ラクテーション・コンサルタント協会	生後3か月までは1日20〜35 g
ラ・レーチェ・リーグ・インターナショナル	生後3〜4か月までは1日平均24 g (16〜20 gでも許容できるケースもある)

〔乳幼児身体発育評価マニュアル，p24，平成23年度厚生労働科学研究費補助金，平成24年3月〕

●ブラゼルトンの新生児行動分類

state 1：静睡眠(眠っている．授乳は試みない)
state 2：活動睡眠(刺激で容易に覚醒する．授乳に十分な覚醒ではない)
state 3：朦朧睡眠(刺激で覚醒するが，すぐ睡眠に戻る)
state 4：静覚醒(授乳を試みるよいタイミングである)
state 5：活動覚醒(啼泣し始める前で授乳を開始する)
state 6：啼泣(授乳を試みる前に抱っこしたり，話しかけたりしてなだめる)

時間授乳では新生児の覚醒レベルに不適切な授乳サイクルが繰り返される場合がある

●授乳に適した児の状態—早期新生児に観察された6つの意識レベル

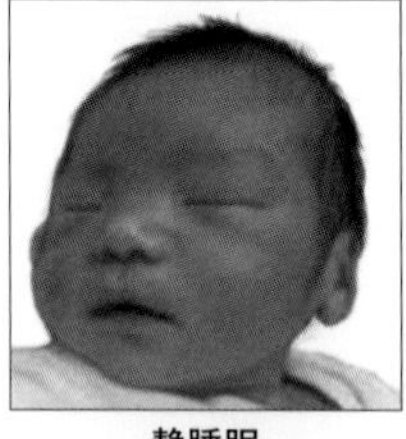
静睡眠

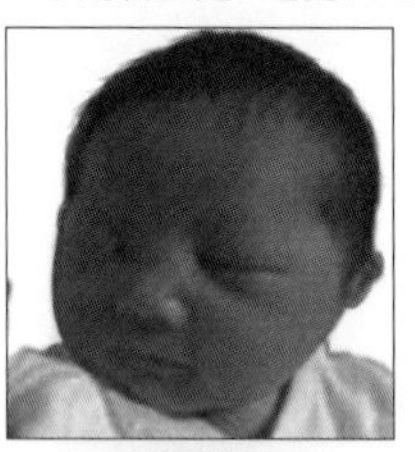
活動睡眠

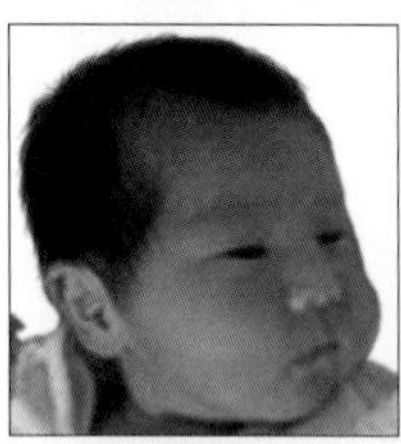
朦朧睡眠

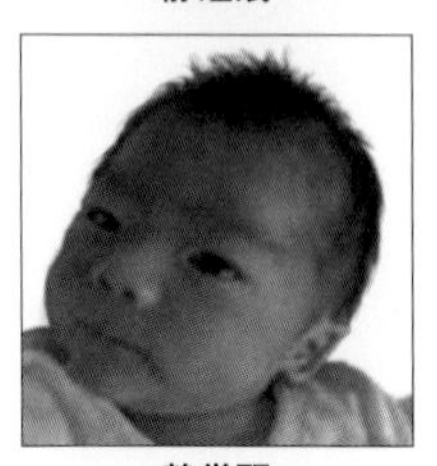
静覚醒

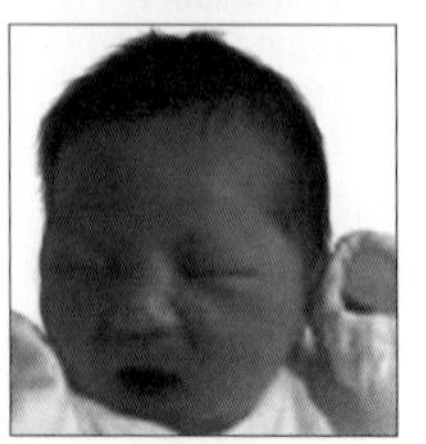
活動覚醒

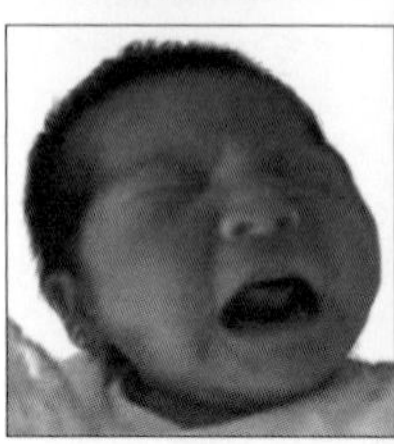
啼泣

〔野村依代・岩﨑和代：早期新生児の睡眠覚醒リズムと表出サインに関する基礎的研究．母性衛生 52(3)：53-54，2011〕

NH 121 清潔 保たれている

定義 身体および用いられている衣類・寝具が清潔である状態

診断指標

① 身体各部が清潔にされている
② 清潔な衣類が着用されている
③ 清潔な寝具が用いられている

NH 122 清潔 要支援

診断指標の一部に合致しない点がみられる時に用いる

例 □身体各部の汚れ
□衣類の汚れ
□寝具の汚れ

●新生児のスキンケア＜皮膚科学の観点から＞

▸新生児のスキンケアの基本は，皮膚の保護・清潔・保湿である．近年，出生後から退院まで新生児のスキンケアは，沐浴に代わり衣類交換を主とする“ドライテクニック”が主流となっている．出生直後は温かな柔軟な布により出血等で汚染した身体を優しく拭き取る．大切なことは，ガーゼ等による過度な皮膚刺激なく汚れを除去すること，皮膚の保湿のために胎脂の不要な除去を避けることである．基本に即したスキンケアの継続による，生後 1 か月以降の皮膚トラブル発症・発現の有意な減少について多くの学術論文で報告されている．助産師は新生児や乳児のスキンケアについて皮膚科学に基づく実践と保健指導が求められる．

▸新生児の皮膚のなかでも特に角質層が薄い顔は，皮膚トラブルを発症しやすい．新陳代謝が盛んな新生児は顔面の皮脂腺や汗腺は相対的に多く汗をかきやすい．ガーゼ等の清拭では皮膚を傷つけやすいので，泡状石鹸による用手洗浄が望ましい．また石鹸成分の残存は皮膚トラブルの要因となるため，全身の石鹸成分をよく洗い流すこと，泡切れのよい頭髪用シャンプーもおすすめである．沐浴後は保湿剤で顔やからだを十分保湿することもスキンケアとして大切である．これは早期新生児の皮膚に対する刺激を最小限にとどめることで，余分な不感蒸泄やエネルギー喪失の予防や皮膚の損傷を防ぐことなどがメリットとしてあげられている．

NH 131 安全 保たれている

定義 感染予防や事故防止がなされ安全が確保されている状態

診断指標

① 感染に対する配慮がされている
② 窒息に対する配慮がされている
③ 転落(ベッド，ソファーなどから)に対する配慮がされている
④ 熱傷(低温熱傷)に対する配慮がされている
⑤ 物品の落下に対する配慮がされている

NH 132 安全 要支援

診断指標の一部に合致しない点がみられる時に用いる

例
□ 感染に対する配慮不足
□ 窒息に対する配慮不足
□ 転落に対する配慮不足
□ 熱傷に対する配慮不足
□ 物品落下に対する配慮不足

●安全が保たれている環境（新生児の日常生活）

項目	安全の確保のための養育行動と環境調整
感染	▸外出開始は 1 か月健診を目安とし，人ごみに連れださない ▸泡立てた石けんによる手洗いの励行 ▸母親に咳がある場合はマスクを着用する ▸室内の湿度（50〜60％）の確保と適宜な換気 ▸生後 2 か月からの予防接種を検討する ▸予防接種カレンダーを確認する www.jpeds.or.jp/uploads/files/vaccine_schedule.pdf
窒息	▸児を一人にしない，目の届く場所に寝かせる ▸仰向けに寝かせる ▸硬めの敷布団やマットレスに寝かせる ▸軽い掛け布団を使用し，顔に被らないよう注意する ▸顔の近くにタオル，ハンカチ，ぬいぐるみなどを置かない ▸ベッド柵に滑り落ちるタオル等を掛けない ▸児の周囲にひもやコード類を置かない ▸人工乳（特に哺乳瓶での授乳）を飲ませすぎない ▸授乳後にげっぷをさせる
転落	▸バウンサーは床に置いて使用する ▸バウンサーやベビーラック上ではベルトを使用する ▸バウンサーやベビーラックに児を乗せたまま持ち上げない ▸ベビーベッド柵は必ず上げる ▸ソファーに寝かせない ▸抱っこひも使用時はベルトのゆるみやバックルの留め忘れに注意する ▸抱っこひも使用中に前かがみになる際は，児を支える
転倒，落下物	▸抱っこで移動する際は足元に注意する ▸抱っこしたまま走ったり慌てて階段を降りたりしない ▸室内の家具や電化製品に転倒防止策を施す ▸背の高い家具等の上に落下物を置かない
熱傷	▸抱っこしながら熱い飲み物などを飲まない ▸ヒーターの吹き出し口やストーブのそばに寝かせない ▸ホットカーペットの上に長時間寝かせない ▸電気あんかや湯たんぽを肌に接触させない
その他	▸児の周囲でたばこを吸わない ▸室温を調節し，厚着をさせないようにする ▸抱っこしたまま自動車座席に座らない （チャイルドシートを用いる） ▸自動車内に児を一人残したまま離れない

類型2 環境

NH 211 室内環境 良好

定義 児にとって望ましい室内環境が確保されている状態

診断指標

① 室温が適切に保たれている
② 湿度が適切に保たれている
③ 室内の清潔が保たれている
④ 整理・整頓がされている
⑤ 騒音に対する配慮がされている
⑥ 採光・光源に対する配慮がされている
⑦ 空気の流れや風向に対する配慮がされている
⑧ 換気・空気の清浄に対する配慮がされている

NH 212 室内環境 要支援

診断指標の一部に合致しない点がみられる時に用いる

例
- □ 室温に対する配慮不足
- □ 湿度に対する配慮不足
- □ 清潔に対する配慮不足
- □ 整理・整頓に対する配慮不足
- □ 騒音に対する配慮不足
- □ 換気に対する配慮不足

●新生児に適した室内・寝床内環境

	留意点
室温・湿度	▸至適温度は24～26℃(冬季では20℃前後，夏季では28℃前後)，湿度は50～60%に保たれていることが望ましい ▸冷暖房機(エアコン・扇風機など)を使用する場合は，寝床(ベビーベッドなど)との位置関係に注意し，冷暖房からの風が局所的あるいは直接新生児に当たらないように配慮する ▸外界との温度差は5℃前後が望ましいが，冬場など衣類の厚着に注意(乳児突然死症候群：SIDSの予防)し，部屋の温度で調整する
音	▸新生児の部屋は静かであることが望ましい．しかし，生活音としての外部からの避けがたい騒音もある．神経質になることなく，多少の騒音の中でも眠れるような習慣づけも必要である
整理・整頓	▸常に新生児・乳児の目線から室内の整理・整頓を心がける ▸新生児期から，家具周り(テーブルの角など)の保護や小物類などの整理・整頓を行い，転落したり，転んだり，ぶつけたり，誤飲しないような環境作りを行う
採光・光源	▸自然光の明るい部屋が望ましい．夜間の照明は間接照明や柔らかい光源が望ましい．LED照明は電球色が望ましい ▸太陽光や照明が直接当たらないように配慮する
風向・換気	▸風通しがよく室内が清潔に保たれていることがよい．ただし風が直接新生児に当たらないように配慮する ▸定期的に室内の換気を行い，寒い時期は保温に配慮する ▸冷暖房の使用時には，室内の空気が淀むことがないように，室内温度の変化に配慮しながら適時の換気を行う ▸カーテンやエアコンなどほこりなどが付着するものは，誕生前に洗濯・掃除をしておく
ベッド・布団の周辺	▸ベッドの高さは床から30cm程度ではダニの死がい・フンやほこりが飛びやすいので，それ以上の高さで設置する ▸ベッドの位置は照明器具の下や家具などの近くは避ける．地震など予期しない出来事で生じる落下・転倒などの危険を避けた位置を考慮する ▸ベッド(布団)周りで蚊取り線香や殺虫剤は使用しないことが望ましい．昔ながらの蚊帳などが望ましい ▸カーペットはダニやほこりが溜まる媒体となるので，外したほうが望ましい ▸布団周囲にはぬいぐるみやガーゼハンカチ・タオル類は置かない ▸寝具は清潔で，通気性がよく，吸湿性に富んだ素材を用いる ▸ベッド柵には滑り落ちるようなバスタオル類を掛けない ▸ベッドメリーなどは足元に設置する

NH221 寝床内環境 良好

定義 児にとって望ましい寝床内環境が確保されている状態

診断指標

① 寝床内温度が適切に保たれている
② 寝床内湿度が適切に保たれている
③ 寝床(ベッドなど)の位置が適切である
④ 寝具の素材が適切である
⑤ 寝具が清潔である

NH222 寝床内環境 要支援

診断指標の一部に合致しない点がみられる時に用いる

例
□ 寝床内の温度に対する配慮不足
□ 寝床内の湿度に対する配慮不足
□ 寝床(ベッドなど)の不適切な位置
□ 寝具の素材に対する配慮不足
□ 寝具の清潔に対する配慮不足

NH 231 人的環境 良好

定義 児にとって望ましい人的環境が確保されている状態

診断指標

① 丁寧に接せられている
② 語りかけられている
③ 笑いかけられている
④ あやされている
⑤ 表情や動きに反応されている
⑥ 家族全員に大切にされている

NH 232 人的環境 要支援

診断指標の一部に合致しない点がみられる時に用いる

例 □ スキンシップの不足
□ 家族の関心不足
□ 粗暴な扱いを受けている

●初産在胎期間別出生体重標準値

週	日	男児(パーセンタイル)		
		10	50	90
32	0	1,433	1,741	2,034
	1	1,447	1,759	2,054
	2	1,475	1,793	2,094
	3	1,490	1,810	2,114
	4	1,518	1,845	2,155
	5	1,533	1,863	2,175
	6	1,562	1,898	2,216
33	0	1,577	1,915	2,237
	1	1,591	1,933	2,258
	2	1,621	1,969	2,299
	3	1,636	1,986	2,320
	4	1,666	2,022	2,361
	5	1,681	2,040	2,382
	6	1,711	2,076	2,423
34	0	1,726	2,094	2,444
	1	1,741	2,112	2,464
	2	1,772	2,148	2,506
	3	1,787	2,166	2,527
	4	1,818	2,202	2,568
	5	1,833	2,220	2,589
	6	1,864	2,256	2,630
35	0	1,880	2,274	2,650
	1	1,895	2,292	2,671
	2	1,927	2,328	2,712
	3	1,943	2,346	2,732
	4	1,974	2,382	2,773
	5	1,990	2,400	2,793
	6	2,023	2,436	2,834
36	0	2,039	2,454	2,845
	1	2,055	2,472	2,875
	2	2,088	2,508	2,915
	3	2,104	2,526	2,935
	4	2,137	2,562	2,975
	5	2,153	2,580	2,995
	6	2,186	2,615	3,034
37	0	2,203	2,633	3,053
	1	2,219	2,650	3,073
	2	2,252	2,685	3,111
	3	2,269	2,703	3,130
	4	2,302	2,737	3,167
	5	2,318	2,754	3,186
	6	2,350	2,787	3,222

週	日	女児(パーセンタイル)		
		10	50	90
32	0	1,352	1,668	1,996
	1	1,365	1,684	2,014
	2	1,392	1,717	2,052
	3	1,405	1,733	2,071
	4	1,432	1,766	2,109
	5	1,446	1,782	2,128
	6	1,474	1,816	2,167
33	0	1,488	1,832	2,186
	1	1,502	1,849	2,206
	2	1,530	1,883	2,245
	3	1,544	1,900	2,264
	4	1,573	1,934	2,304
	5	1,588	1,952	2,323
	6	1,617	1,986	2,363
34	0	1,632	2,004	2,383
	1	1,647	2,021	2,403
	2	1,677	2,057	2,443
	3	1,693	2,074	2,463
	4	1,723	2,110	2,503
	5	1,739	2,128	2,523
	6	1,770	2,163	2,563
35	0	1,786	2,181	2,583
	1	1,802	2,199	2,603
	2	1,834	2,235	2,643
	3	1,850	2,253	2,663
	4	1,882	2,289	2,703
	5	1,898	2,307	2,722
	6	1,931	2,343	2,762
36	0	1,948	2,361	2,781
	1	1,964	2,379	2,801
	2	1,997	2,414	2,840
	3	2,014	2,432	2,859
	4	2,047	2,468	2,897
	5	2,064	2,486	2,916
	6	2,098	2,521	2,954
37	0	2,115	2,538	2,973
	1	2,131	2,556	2,991
	2	2,165	2,591	3,028
	3	2,182	2,608	3,046
	4	2,215	2,642	3,082
	5	2,232	2,659	3,099
	6	2,265	2,692	3,134

(つづく)

●(つづき)

週	日	男児(パーセンタイル)		
		10	50	90
38	0	2,366	2,804	3,240
	1	2,382	2,820	3,258
	2	2,414	2,852	3,292
	3	2,430	2,868	3,309
	4	2,460	2,899	3,343
	5	2,475	2,914	3,359
	6	2,505	2,944	3,391
39	0	2,520	2,959	3,407
	1	2,534	2,973	3,422
	2	2,562	3,001	3,452
	3	2,576	3,015	3,467
	4	2,603	3,042	3,496
	5	2,616	3,056	3,510
	6	2,642	3,081	3,538
40	0	2,655	3,094	3,551
	1	2,668	3,107	3,565
	2	2,692	3,131	3,591
	3	2,704	3,143	3,604
	4	2,728	3,167	3,629
	5	2,740	3,179	3,641
	6	2,764	3,203	3,666
41	0	2,775	3,214	3,679
	1	2,787	3,226	3,691
	2	2,810	3,249	3,715
	3	2,822	3,260	3,727
	4	2,845	3,283	3,751
	5	2,857	3,295	3,763
	6	2,880	3,318	3,787

週	日	女児(パーセンタイル)		
		10	50	90
38	0	2,281	2,709	3,151
	1	2,297	2,725	3,168
	2	2,330	2,757	3,201
	3	2,345	2,773	3,217
	4	2,377	2,804	3,249
	5	2,392	2,819	3,265
	6	2,422	2,849	3,295
39	0	2,437	2,864	3,310
	1	2,451	2,878	3,325
	2	2,480	2,907	3,353
	3	2,494	2,920	3,367
	4	2,521	2,947	3,395
	5	2,534	2,960	3,408
	6	2,560	2,986	3,434
40	0	2,573	2,998	3,447
	1	2,585	3,011	3,459
	2	2,610	3,035	3,484
	3	2,622	3,047	3,496
	4	2,645	3,070	3,519
	5	2,657	3,081	3,531
	6	2,680	3,104	3,553
41	0	2,691	3,115	3,565
	1	2,702	3,126	3,576
	2	2,725	3,149	3,598
	3	2,736	3,160	3,609
	4	2,759	3,182	3,631
	5	2,770	3,193	3,643
	6	2,792	3,215	3,665

〔板橋家頭夫・藤村正哲ほか：新しい在胎期間別出生時体格標準値の導入について．日児誌 114(8)：1276-1287，2010〕

●経産在胎期間別出生体重標準値

週	日	男児(パーセンタイル)		
		10	50	90
32	0	1,445	1,774	2,111
	1	1,459	1,792	2,131
	2	1,489	1,827	2,172
	3	1,504	1,845	2,192
	4	1,533	1,880	2,233
	5	1,548	1,898	2,254
	6	1,579	1,934	2,295
33	0	1,594	1,952	2,316
	1	1,609	1,971	2,337
	2	1,640	2,007	2,379
	3	1,655	2,025	2,400
	4	1,686	2,062	2,442
	5	1,702	2,081	2,463
	6	1,734	2,118	2,505
34	0	1,750	2,137	2,526
	1	1,766	2,155	2,547
	2	1,798	2,193	2,590
	3	1,815	2,212	2,612
	4	1,848	2,251	2,655
	5	1,865	2,270	2,677
	6	1,899	2,309	2,720
35	0	1,916	2,328	2,742
	1	1,933	2,348	2,764
	2	1,968	2,388	2,808
	3	1,986	2,408	2,831
	4	2,022	2,448	2,875
	5	2,040	2,468	2,897
	6	2,076	2,508	2,942
36	0	2,095	2,528	2,964
	1	2,113	2,548	2,987
	2	2,150	2,589	3,031
	3	2,169	2,609	3,053
	4	2,207	2,650	3,098
	5	2,226	2,670	3,119
	6	2,263	2,710	3,163
37	0	2,282	2,730	3,185
	1	2,301	2,749	3,206
	2	2,339	2,788	3,248
	3	2,357	2,808	3,269
	4	2,394	2,846	3,310
	5	2,412	2,865	3,329
	6	2,448	2,901	3,368

週	日	女児(パーセンタイル)		
		10	50	90
32	0	1,390	1,708	2,048
	1	1,405	1,725	2,069
	2	1,434	1,760	2,111
	3	1,448	1,778	2,132
	4	1,478	1,813	2,174
	5	1,492	1,830	2,195
	6	1,522	1,866	2,237
33	0	1,537	1,883	2,258
	1	1,552	1,901	2,279
	2	1,581	1,937	2,321
	3	1,597	1,955	2,342
	4	1,627	1,990	2,383
	5	1,642	2,008	2,404
	6	1,673	2,044	2,446
34	0	1,688	2,062	2,467
	1	1,704	2,080	2,488
	2	1,735	2,117	2,530
	3	1,751	2,135	2,551
	4	1,783	2,172	2,594
	5	1,799	2,190	2,615
	6	1,831	2,228	2,657
35	0	1,848	2,246	2,678
	1	1,864	2,265	2,699
	2	1,897	2,303	2,741
	3	1,914	2,321	2,762
	4	1,948	2,359	2,805
	5	1,965	2,378	2,826
	6	2,000	2,416	2,868
36	0	2,017	2,435	2,889
	1	2,034	2,455	2,909
	2	2,069	2,493	2,951
	3	2,087	2,512	2,971
	4	2,122	2,549	3,012
	5	2,139	2,568	3,032
	6	2,174	2,606	3,072
37	0	2,192	2,624	3,091
	1	2,209	2,643	3,111
	2	2,244	2,679	3,149
	3	2,261	2,697	3,168
	4	2,295	2,733	3,205
	5	2,312	2,750	3,223
	6	2,346	2,785	3,258

(つづく)

●(つづき)

週	日	男児(パーセンタイル)		
		10	50	90
38	0	2,466	2,919	3,388
	1	2,484	2,937	3,406
	2	2,518	2,972	3,443
	3	2,535	2,989	3,461
	4	2,568	3,022	3,495
	5	2,584	3,038	3,512
	6	2,616	3,069	3,545
39	0	2,631	3,085	3,561
	1	2,646	3,100	3,576
	2	2,676	3,129	3,607
	3	2,690	3,144	3,622
	4	2,718	3,172	3,651
	5	2,732	3,185	3,665
	6	2,759	3,212	3,692
40	0	2,772	3,226	3,706
	1	2,785	3,239	3,719
	2	2,811	3,264	3,745
	3	2,824	3,277	3,758
	4	2,849	3,302	3,784
	5	2,861	3,314	3,796
	6	2,886	3,338	3,821
41	0	2,898	3,350	3,833
	1	2,910	3,362	3,845
	2	2,934	3,386	3,870
	3	2,946	3,398	3,882
	4	2,970	3,422	3,906
	5	2,982	3,434	3,917
	6	3,006	3,458	3,941

週	日	女児(パーセンタイル)		
		10	50	90
38	0	2,362	2,802	3,275
	1	2,379	2,818	3,293
	2	2,411	2,851	3,326
	3	2,427	2,868	3,343
	4	2,458	2,899	3,375
	5	2,474	2,915	3,391
	6	2,504	2,946	3,422
39	0	2,520	2,961	3,437
	1	2,535	2,977	3,452
	2	2,564	3,006	3,482
	3	2,579	3,021	3,497
	4	2,608	3,050	3,526
	5	2,622	3,065	3,541
	6	2,650	3,093	3,569
40	0	2,664	3,107	3,583
	1	2,678	3,121	3,597
	2	2,705	3,149	3,625
	3	2,718	3,162	3,639
	4	2,745	3,189	3,666
	5	2,758	3,203	3,679
	6	2,785	3,229	3,705
41	0	2,798	3,242	3,719
	1	2,811	3,256	3,732
	2	2,837	3,282	3,758
	3	2,850	3,295	3,771
	4	2,876	3,321	3,797
	5	2,889	3,334	3,810
	6	2,915	3,360	3,836

〔板橋家頭夫・藤村正哲ほか：新しい在胎期間別出生時体格標準値の導入について．日児誌 114(8)：1276-1287，2010〕

●初経産在胎期間別身長・頭囲標準値

週	日	身長(パーセンタイル)		
		10	50	90
32	0	38.8	41.8	44.7
	1	38.9	42.0	44.8
	2	39.1	42.2	45.1
	3	39.2	42.3	45.2
	4	39.4	42.5	45.4
	5	39.5	42.6	45.5
	6	39.7	42.9	45.7
33	0	39.8	43.0	45.9
	1	39.9	43.1	46.0
	2	40.1	43.3	46.2
	3	40.2	43.4	46.3
	4	40.4	43.6	46.5
	5	40.5	43.7	46.6
	6	40.7	44.0	46.8
34	0	40.8	44.1	46.9
	1	40.9	44.2	47.0
	2	41.1	44.4	47.3
	3	41.2	44.5	47.4
	4	41.4	44.7	47.6
	5	41.5	44.8	47.7
	6	41.7	45.0	47.9
35	0	41.9	45.1	48.0
	1	42.0	45.2	48.1
	2	42.2	45.5	48.3
	3	42.3	45.6	48.4
	4	42.5	45.8	48.6
	5	42.6	45.9	48.7
	6	42.9	46.1	48.9
36	0	43.0	46.2	49.0
	1	43.1	46.3	49.0
	2	43.4	46.5	49.2
	3	43.5	46.6	49.3
	4	43.7	46.8	49.5
	5	43.9	46.9	49.6
	6	44.1	47.2	49.8
37	0	44.2	47.2	49.9
	1	44.3	47.3	49.9
	2	44.6	47.5	50.1
	3	44.7	47.6	50.2
	4	44.9	47.8	50.3
	5	45.0	47.9	50.4
	6	45.2	48.0	50.5

週	日	頭囲(パーセンタイル)		
		10	50	90
32	0	26.7	29.2	31.4
	1	26.8	29.2	31.5
	2	27.0	29.4	31.6
	3	27.1	29.5	31.7
	4	27.2	29.7	31.9
	5	27.3	29.8	31.9
	6	27.5	29.9	32.1
33	0	27.6	30.0	32.2
	1	27.7	30.1	32.2
	2	27.9	30.2	32.4
	3	28.0	30.3	32.5
	4	28.1	30.5	32.6
	5	28.2	30.6	32.7
	6	28.4	30.7	32.8
34	0	28.5	30.8	32.9
	1	28.6	30.8	32.9
	2	28.7	31.0	33.1
	3	28.8	31.1	33.1
	4	29.0	31.2	33.3
	5	29.0	31.3	33.3
	6	29.2	31.4	33.4
35	0	29.3	31.5	33.5
	1	29.4	31.5	33.5
	2	29.5	31.7	33.7
	3	29.6	31.7	33.7
	4	29.7	31.8	33.8
	5	29.8	31.9	33.9
	6	30.0	32.0	34.0
36	0	30.0	32.1	34.0
	1	30.1	32.1	34.1
	2	30.3	32.3	34.2
	3	30.3	32.3	34.2
	4	30.5	32.4	34.3
	5	30.5	32.5	34.3
	6	30.6	32.6	34.4
37	0	30.7	32.6	34.5
	1	30.8	32.7	34.5
	2	30.9	32.8	34.6
	3	30.9	32.8	34.6
	4	31.0	32.9	34.7
	5	31.1	32.9	34.7
	6	31.1	33.0	34.8

(つづく)

● (つづき)

週	日	身長(パーセンタイル)		
		10	50	90
38	0	45.3	48.1	50.6
	1	45.4	48.2	50.6
	2	45.6	48.3	50.8
	3	45.7	48.4	50.8
	4	45.9	48.5	50.9
	5	46.0	48.6	51.0
	6	46.2	48.7	51.1
39	0	46.2	48.8	51.2
	1	46.3	48.9	51.2
	2	46.5	49.0	51.4
	3	46.6	49.1	51.4
	4	46.7	49.2	51.5
	5	46.8	49.2	51.6
	6	46.9	49.4	51.7
40	0	47.0	49.4	51.8
	1	47.0	49.5	51.8
	2	47.2	49.6	51.9
	3	47.2	49.6	52.0
	4	47.3	49.7	52.1
	5	47.4	49.8	52.1
	6	47.5	49.9	52.2
41	0	47.5	49.9	52.2
	1	47.6	50.0	52.3
	2	47.7	50.0	52.4
	3	47.7	50.1	52.4
	4	47.8	50.2	52.5
	5	47.8	50.2	52.5
	6	47.9	50.3	52.6

週	日	頭囲(パーセンタイル)		
		10	50	90
38	0	31.2	33.0	34.8
	1	31.2	33.0	34.8
	2	31.3	33.1	34.8
	3	31.3	33.1	34.9
	4	31.3	33.1	34.9
	5	31.4	33.2	34.9
	6	31.4	33.2	34.9
39	0	31.4	33.2	34.9
	1	31.4	33.2	35.0
	2	31.5	33.3	35.0
	3	31.5	33.3	35.0
	4	31.5	33.3	35.0
	5	31.6	33.3	35.1
	6	31.6	33.4	35.1
40	0	31.6	33.4	35.1
	1	31.7	33.4	35.1
	2	31.7	33.5	35.2
	3	31.8	33.5	35.2
	4	31.8	33.5	35.2
	5	31.9	33.6	35.3
	6	31.9	33.6	35.3
41	0	32.0	33.7	35.3
	1	32.0	33.7	35.4
	2	32.1	33.7	35.4
	3	32.1	33.8	35.4
	4	32.2	33.8	35.5
	5	32.2	33.9	35.5
	6	32.3	33.9	35.6

〔板橋家頭夫・藤村正哲ほか：新しい在胎期間別出生時体格標準値の導入について．日児誌 114(8)：1288-1293，2010〕

●新生児の観察ポイント

項目	正常	注意のサイン
体温	深部温度：36.5～38.0°C 皮膚温：36.5～37.5°C	正常範囲を逸脱した場合は，低体温および発熱に注意する．腋窩温で異常を認めた場合は，直腸温で再検してみる．特に直腸(深部)温度が35.5°C以下は正常の範囲を超えた低体温，皮膚温が38.0°C以上は高体温である ▸新生児は体温調節機能が未熟であり，汗腺も未発達で環境の影響を受けやすいため，室内温度や衣類・掛け物などの影響の有無も確認する．環境を調整し再検する ▸重症感染症でも発熱がみられないことがあるのも新生児の特徴である ▸発熱：呼吸器症状，神経症状，脱水症状(尿量の低下・尿比重の上昇，大泉門の陥没，不機嫌，顔色不良，皮膚や粘膜の乾燥など)，発汗，全身の紅潮，啼泣 ▸低体温：呼吸症状，チアノーゼ，四肢の冷感，活気の低下，活動性低下，低血糖
呼吸	呼吸数：40～60/分 腹式もしくは胸腹式呼吸 不規則な呼吸	▸呼吸障害：呼吸数の異常(無呼吸，多呼吸・60/分以上)，呼吸困難症状(陥没呼吸，呻吟–呼気時のうめき，鼻翼呼吸，シーソー様呼吸など) 無呼吸：20秒を超える呼吸休止，または20秒未満の呼吸休止で，徐脈かチアノーゼを伴うもの 新生児一過性多呼吸：早産，帝王切開術，無痛分娩，微弱陣痛などの影響 呼吸窮迫症候群(RDS症状：多呼吸，陥没呼吸，呼気性呻吟，中心性チアノーゼ)との鑑別 周期性呼吸：1分前後の規則的な呼吸の後で3～10秒位の短時間無呼吸になる ▸異常呼吸と出産時の影響や新生児期特有の呼吸中枢が未熟であることにより起こりやすい呼吸の特徴を考慮する
心拍数	心拍数：110～160/分 多少のリズム不整あり 生理的心雑音	生理的心雑音：収縮期に短時間聴かれる弱い雑音，体位や呼吸状態の影響を受けて強度が変化する心雑音である．通常は生後数日以内に消失する ▸100/分以下の徐脈が続く場合，160/分の頻脈 ▸聴診器による1分間の心拍数の観察，啼泣時は避けて観察する ▸退院後1か月までに見逃してはならない症状：哺乳不良，体重増加不良，皮膚色の不良(なんとなく蒼白)，多呼吸，発汗，パルスオキシメーターによる低酸素飽和度，末梢冷感などの循環不全症状は注意する
チアノーゼ	末梢性チアノーゼ(四肢や口唇周囲・爪床)は出生後早期に認め，寒冷などの影響でもみられる	中心性チアノーゼ：顔面全体や体幹部などに認められる ▸中心性チアノーゼは異常所見であり，出現時期，程度，持続時間，呼吸状態との関係，啼泣や哺乳との関係，体温，血糖状態，神経症状とあわせて観察する ▸末梢性チアノーゼは生後しばらくみられ，低体温や多血症の場合にも好発するが，必ずしも病的ではない

(つづく)

●(つづき)

項目	正常	注意のサイン
全身色	出生直後は多血状態を反映して赤みを帯びているが，日齢の経過と共に赤みは薄れていく．淡紅色，個人差はある	蒼白(チアノーゼ)：仮死で出生した児においては，回復までの間，末梢血管が収縮しているため皮膚が白くみえる．血圧低下や頻脈を伴うものは，ショックを呈しており治療を要する．高度の貧血による蒼白は，溶血性貧血や胎児間輸血などにより起こりうる 黄疸：貧血の場合，黄色人種の日本人は黄疸と間違われることがあり，注意する ▸多血様皮膚色：新生児は生理的に多血であるが，異常に赤くみえ，末梢性チアノーゼを伴う場合は，多血症を疑い，Ht などの検査が必要となる ▸低体温の場合も赤くみえる(Hb 酸素乖離曲線が左方に移動するため) ▸便の色，チアノーゼの有無，呼吸障害の有無，感染症の有無など
黄疸	生後 3〜4 日頃から皮膚色が黄色調(血清ビリルビン値 8 mg/dL 程度)になり，日齢 4〜5 でピーク(12 mg/dL 前後)を示す．黄色の程度が軽く，生後 1 週間を過ぎると，自然消退する黄疸を生理的黄疸という	可視的黄疸は血清ビリルビン値が 4〜8 mg/dL 以上である 早発黄疸：24 時間以内に可視的黄疸が出現した場合であり，重症黄疸となる場合が多いので注意を要する 遷延性黄疸：生後 2 週間以上にわたり可視的黄疸が持続する場合であり，遷延性黄疸のほとんどは母乳性黄疸であるが，一部に胆道閉鎖症などの鑑別を要する疾患が含まれるので注意を要する 血清ビリルビン値 25 mg/dL 以上は核黄疸に対する注意を要する ▸経皮的ビリルビン濃度測定装置による黄疸スクリーニング ▸経日的に変化する基準値に合わせて血清ビリルビン値と病的随伴症状に注意する ▸哺乳力，筋緊張，活気，四肢の硬直痙攣，落陽現象などの神経症状，嘔吐などの腹部膨満症状など
活気	元気に啼泣する，哺乳力がある，睡眠と覚醒のリズムがある，四肢の運動がそれなりに活発である，筋緊張がある	▸なんとなく元気がない：not doing well ▸活動性の低下，自発運動の減少，啼泣力の低下，哺乳力の低下，筋緊張の低下，傾眠傾向，不穏，過敏，四肢の冷感，皮膚色の不良，無呼吸などの症状が重症疾患の初発症状である場合もある．“not doing well”を見逃さない
嘔吐	嘔吐：生後 48 時間以内に 1〜2 回の嘔吐が約 70% にみられるが，多くは生理的なもの 溢乳：授乳後の排気不足による	病的嘔吐と生理的嘔吐の鑑別が必要である 体重減少や脱水症状に注意する ▸吐物の性状，発症時期，回数，量，授乳との関係・授乳開始時期，胎便の排泄状況，血便の有無，腹部膨満，腸蠕動の強弱，脱水症状，体重減少，顔色不良など ▸授乳開始前では，羊水様や水様の粘稠な液を生後 24 時間以内に嘔吐することがしばしばみられる．授乳開始と共に消失する一過性のものが最も多い 授乳開始後は空気嚥下や排気不足などがある．全身状態が良好で哺乳力もよく，体重増加も認めれば，そのまま様子をみる場合が多い

(つづく)

●新生児の観察ポイント(つづき)

項目	正常	注意のサイン
便・尿	排尿は平均生後12時間以内に59.2%が, 24時間以内に91.8%が認める 排便は24時間以内に97%が初回排便を認める 日齢1〜2で胎便(暗緑色・粘稠便), その後は移行便(黄褐色軟便), 普通便(乳便)へ移行する	▸初回排尿36時間以上, 初回排便24時間以上遅延した場合は注意する ▸胎便排泄の遅延:先天性消化管疾患(鎖肛・消化管閉鎖など)の重要所見となる ▸嘔吐や腹部膨満, 全身状態に注意する ▸便の色に注意する(胆道閉鎖症の疑い) 近年は超音波診断の進歩で, 多くの腎尿路奇形は胎児診断されている. 初回排尿の遅れが必ずしも器質的疾患を示唆するものではない
啼泣	元気よく泣く. 空腹時は乳首を探すように泣く, 授乳すれば泣き止む, 不快な時や驚いた時など泣く	▸泣かない, または泣きが弱い, かん高く泣く, 泣いてばかりいる, 嗄声 ▸神経症状(姿勢, 易刺激性, けいれん, 運動), 痛み, 哺乳力, 呼吸状態, チアノーゼ, 発熱, 低体温, 機嫌など
姿勢・自発運動	四肢は左右対称で屈曲し軽度に外転している 原始反射は正常である	▸新生児の状態の評価: Prechtl & Beintemaの6つの分類 State 1:閉眼/自動運動なし State 2:閉眼/目や顔・手など小さな動き State 3:開眼/大きな動きはない State 4:開眼/大きな動きがある・啼泣なし State 5:啼泣/閉眼・開眼 State 6:その他(昏睡など) 原始反射など神経症状の観察は, State 3の状態で行うのが望ましい ▸姿勢は四肢の著しい左右差, けいれんなどの異常運動, 原始反射の低下や消失, 反射の亢進や過緊張などは異常所見として注意を要する
臍	出生直後は青白く緊満していた臍帯は, 数時間のうちに弛緩し徐々に黄褐色に変わる. その後, 乾燥に従いミイラ化し, 生後5〜6日ほどで脱落する. 臍部は創であり出血と感染の危険があるものとして観察・処置を行う ▸臍炎などの感染が疑われる場合は, 臍の湿潤や異臭・臍周辺の発赤, 臍のミイラ化遅延などがある ▸臍脱落後の臍肉芽腫などは処置を必要とするので, 臍脱部の状態も注意する	
その他	体重の増減, 哺乳の状態, 泉門の状態, 口腔内の異常, 眼脂・耳漏の有無, 皮膚の落屑・亀裂, 皮膚の発疹・発赤・湿疹, 分娩外傷の有無, 外表奇形の有無	

●正常分娩急変時のガイドライン<新生児期>

緊急搬送(助産所)・医師への相談(院内助産)を要する新生児の状況

SpO_2(経皮的酸素飽和度)異常値
- ▸右上肢に比して下肢の値が 3% 以上低い
- ▸下肢の値が 95%未満

新生児仮死
- ▸人工呼吸をしても自発呼吸なし
- ▸自発呼吸はあるが心拍 60 回/分未満で胸骨圧迫を要する
- ▸酸素投与で呼吸が改善しても中心性チアノーゼが改善されない

低出生体重児
- ▸出生体重 2,300 g 未満
- ▸出生体重 2,500 g 未満かつ
  - ①血糖測定器がない/使用できない
  - ②早期授乳が困難
  - ③早期授乳 1 時間後の血糖値が 25 mg/dL 未満または早期授乳 2 回実施後の血糖値が 50 mg/dL 未満

巨大児
- ▸出生体重 4,000 g 以上かつ
  - ①低血糖および多血症が疑われる
  - ②血糖測定器がない/使用できない
  - ③早期授乳が困難
  - ④早期授乳 1 時間後の血糖値が 25 mg/dL 未満または早期授乳 2 回実施後の血糖値が 50 mg/dL 未満

Light-for-dates(LFD)児,Heavy-for-dates(HFD)児

LFD 児,HFD 児でかつ
- ①血糖測定器がない/使用できない
- ②早期授乳が困難
- ③早期授乳 1 時間後の血糖値が 25 mg/dL 未満または早期授乳 2 回実施後の血糖値が 50 mg/dL 未満
- ④光線療法の適応である

呼吸障害

多呼吸,陥没呼吸,呻吟,鼻翼呼吸,シーソー呼吸のいずれかを示す

無呼吸発作
- ▸20 秒以上続く呼吸停止
- ▸呼吸停止が 20 秒以内だが,チアノーゼ,心拍 100 回/分以下を伴う

チアノーゼ
- ▸中心性チアノーゼ
- ▸呼吸障害,嘔吐,活気の低下,浮腫,心雑音を伴うチアノーゼ

心雑音
- ▸チアノーゼ,多呼吸を伴う心雑音
- ▸生後 24 時間以降の心雑音

けいれん
- ▸手で押さえても止まらないけいれん様運動(間代性けいれん)
- ▸異常な筋肉の強張り(強直性けいれん)

黄疸
- ▸生後 24 時間以内の黄疸
- ▸光線療法の適応である
- ▸便が灰白色である

嘔吐
- ▸繰り返す嘔吐
- ▸胆汁様の嘔吐

腹部膨満

腹部膨満を認めかつ
- ①皮膚緊張が亢進し光沢がある
- ②皮膚色が悪い,色調変化を認める
- ③触診で腫瘤を触れる
- ④生後 24 時間以上胎便が出ない
- ⑤生後 24 時間以上排尿がない

発熱
- ▸直腸温で 38°C以上
- ▸直腸温で 37.5°C以上に加え
  - ①活気消失,哺乳力低下,呼吸窮迫,徐脈,嘔吐,下痢,腹部膨満,神経過敏,けいれん等がある
  - ②びまん性紅斑がある
  - ③大泉門の緊張・陥没がある

低体温

直腸温が 36°C未満が持続

出血
- ▸吐血,下血,喀血
- ▸広範な皮下出血
- ▸けいれん,嘔吐,活気低下,大泉門膨隆
- ▸全身蒼白,頻脈,活気消失

(つづく)

●正常分娩急変時のガイドライン＜新生児期＞(つづき)

緊急搬送(助産所)・医師への相談(院内助産)を要する新生児の状況

外表異常
- 開放性または閉鎖性の異常
- 性別の判断が困難

浮腫
- 四肢または全身に指圧痕が残る
- 異常な体重増加
- 硬性浮腫

下痢
- 発熱を伴う
- 脱水症状がある
- 体重減少が持続する
- 血便や粘液便を伴う

妊娠糖尿病(GDM)の産婦から出生

GDM 産婦から出生かつ

①血糖値が 25 mg/dL 未満

②血糖測定器がない/使用できない

③早期授乳が困難

④早期授乳 1 時間後の血糖値が 25 mg/dL 未満または早期授乳 2 回実施後の血糖値が 50 mg/dL 未満

医師に相談すべき新生児の状況

なんとなくおかしい

複数のスタッフが症状を認めている

哺乳不良

安定した哺乳が認められず，他の症状を認める

活気不良

筋緊張，元気な啼泣がなくぐったりしている

特異な顔貌

体重増加不良
- 生後 5 日を経過しており，必要な補足を実施しても体重増加がみられない
- 生後 1 週間以内で 10%以上の体重減少
- 退院時までに体重増加がみられない
- 1 か月健診で，退院時から計算して体重の日増が 20 g 未満

〔日本助産師会：助産業務ガイドライン，pp22-41，日本助産師会出版，2019 をもとに作成〕

●Dubowitz 法(外表所見)

項目＼点数	0	1	2	3	4
浮腫	手足に明瞭 脛骨部圧痕(＋)	手足には(－) 脛骨部圧痕(＋)	なし		
皮膚の構造	ごく薄い．ゼラチン様	薄くて滑らか	滑らか，厚さ：中等度．発疹または表皮剝脱	わずかに厚い．表在性の亀裂と剝脱(特に手足)	厚くて羊皮紙様．表在性または深い亀裂
皮膚の色	暗赤色	一様にピンク	薄いピンク，部位により異なる	蒼白．耳，唇，手掌，足底のみピンク	
皮膚の透明度	多数の静脈，細静脈が明瞭(とくに体幹)	静脈とその支流が見える	腹壁で，数本の大きい血管がはっきりと見える	腹壁で，数本の大きい血管が不明瞭に見える	血管がみえない
毳毛(ぜいもう)(背部)	なし	背中全体に 多数密生	まばら(とくに背面下部で)	少ない．毳毛のない部分あり	背中の少なくとも 1/2 は毳毛なし
足底のしわ	なし	足底の前半分にかすかな赤い線	前半分より広い領域にはっきりした赤い線．前 1/3 より狭い領域にはっきりした陥凹線	前 1/3 より広い領域に陥凹した線	前 1/3 より広い領域にはっきりと深く陥凹した線
乳頭の形成	わずかに見える．乳輪なし	はっきり見える．乳輪：平坦，滑らか 直径＜0.5 cm	乳輪(＋) 辺縁隆起(－) 直径＜0.75 cm	乳輪(＋)， 辺縁隆起(＋) 直径＞0.75 cm	
乳房の大きさ	乳腺組織を触れない	一側または両側に乳腺組織を触れる． 直径＜0.5 cm	両側に触れる．一側または両側の直径＝0.5～1.0 cm	両側に触れる．一側または両側の直径＞1.0 cm	
耳の形	耳介平坦 辺縁の内屈わずか	耳介辺縁の一部が内屈	耳介上部全体が不完全ながら内屈	耳介上部全体が十分に内屈	
耳の硬さ	耳介軟らかく，容易に曲がり，はね返りなし	軟らかく，容易に曲がり，ゆっくりとはね返る	耳介辺縁まで軟骨(＋)，しかし軟らかい，はね返る	耳介硬く辺縁まで軟骨(＋)，瞬間的にはね返る	
性器(男児)	両側とも，睾丸下降(－)	少なくとも 1 個の睾丸下降(＋) ただし高位	少なくとも 1 個の睾丸が完全に下降		
性器(女児)	大陰唇が広く離解，小陰唇が突出	大陰唇は小陰唇をほとんど覆う	大陰唇が小陰唇を完全に覆う		

〔Dubowitz LMS, et al：Clinical assessment of gestational age in the newborn infant. J Pediatr 77：1, 1970 より一部改変　仁志田博司：新生児学入門 第 5 版，p34，医学書院．2018〕

●Dubowitz 法(神経学的所見)

神経学的所見 ＼ 点数	0	1	2	3	4	5
肢位 posture 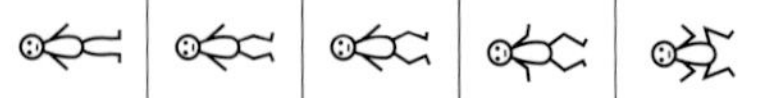						
角窓 square window 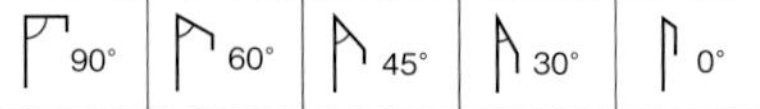	90°	60°	45°	30°	0°	
足首の背屈 ankle dorsiflexion 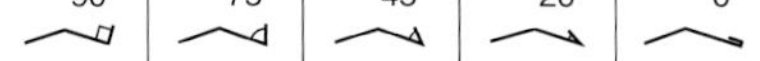	90°	75°	45°	20°	0°	
上肢のもどり反応 arm recoil 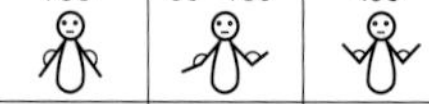	180°	90~180°	<90°			
下肢のもどり反応 leg recoil 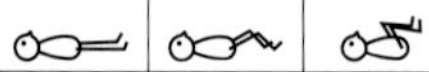	180°	90~180°	<90°			
膝窩角 popliteal angle 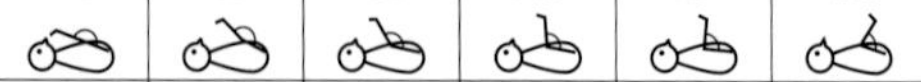	180°	160°	130°	110°	90°	<90°
かかと-耳試験 heel to ear 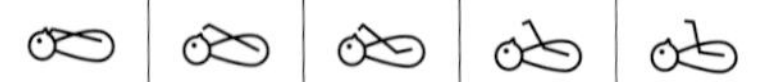						
スカーフ徴候 scarf sign 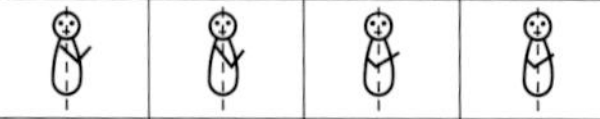						
頭のすわり head lag 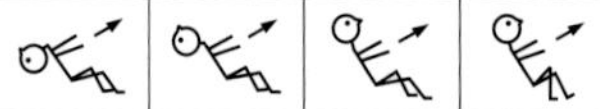						
腹囲宙づり ventral suspension 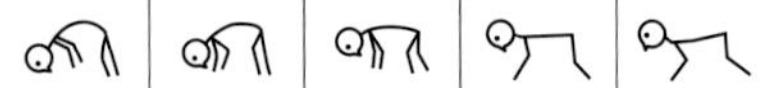						

〔Dubowitz LMS, et al：Clinical assessment of gestational age in the newborn infant. J Pediatr 77：1, 1970 より一部改変/仁志田博司：新生児学入門 第5版，p35，医学書院．2018〕

●Dubowitz 法

- 外表所見では皮膚・耳介・乳房・外陰・足底の 5 つのポイントの性状，神経学的所見は筋の緊張度と関節の柔軟度という 2 つのポイントからなっている．筋の緊張度は未熟児ほど全身が軟らかいが，関節の柔軟度は逆に未熟児ほど硬い．形態学的外表所見 11 項目(35 点満点)と神経学的所見 10 項目(35 点満点)の合計(x)から，推定在胎週数(y)を $y = 0.2642x + 24.595$ で計算するが，その正確度は±2.0 週といわれる．
- 出生直後の分娩の影響が残っている時期を避け，生後 28～48 時間ぐらいで行うのが望ましい．28 週未満の未熟児・重症児および日齢 5 以降の児は正しい評価の対象とならない．

産後期
の
マタニティ診断

類型 1 産後の月数

PDP 110 産後○月である

定義 分娩日から起算した月数

診断指標

① 分娩日を0日として起算した当日の月数

類型 2 母体の状態

PDP 211 身体的状態 良好

定義 産後期の身体が日常生活に支障がない状態

診断指標

① 歩行の動きがスムーズである
② 排尿の違和感がない
③ 排便リズムが整っている
④ 身体の動きに影響を与える疼痛がない

PDP 212 身体的状態 要経過観察

診断指標の一部に合致しない点がみられるが，しばらく様子をみたい時に用いる

例
- □ 腰痛
- □ 股関節痛
- □ 恥骨痛
- □ 尿失禁
- □ 便秘
- □ 性交痛

PDP 213 身体的状態 要精査

診断指標の全部あるいは一部に逸脱があり，異常・疾病が疑われ，医師の診断を要する状態の時に用いる

例
- □ 腰痛
- □ 股関節痛
- □ 恥骨痛
- □ 尿失禁
- □ 便秘
- □ 性交痛

PDP 221 乳房の状態 良好

定義 乳房に異常がなく授乳が継続している状態

診断指標

① 37.5℃以上の発熱がなく，乳房の熱感もない
② 乳房に発赤や痛みがない
③ 乳房にしこりがない
④ 乳頭の亀裂や損傷がない
⑤ 乳栓・白斑がない

PDP 222 乳房の状態 要経過観察

診断指標の一部に合致しない点がみられるが，しばらく様子をみたい時に用いる

例 □乳汁分泌不良　□乳汁分泌過多
□乳頭損傷(発赤，水疱，亀裂，血疱，白斑)
□乳房の硬結　□乳汁うっ滞　□乳房のしこり

PDP 223 乳房の状態 要精査

診断指標の全部あるいは一部に逸脱があり，異常・疾病が疑われ，医師の診断を要する状態の時に用いる

例 □乳腺炎　□血乳　□乳癌

●4か月までの哺乳量の目安

月齢	平均体重(kg)	1回量目安(mL)	授乳回数	1日量目安(mL)
生後半月まで	3.0	80〜100	8〜10	560〜800
生後半月〜1か月	3.8	100〜120	8〜10	840
生後1〜2か月	4.8	120〜160	8	840〜960
生後2〜3か月	5.6	160〜180	7	960〜1,080
生後3〜4か月	6.4	200〜220	6	1,000〜1,100

類型 3 児の月齢

PDP 310 月齢・修正月齢○月である

定義 出生日・出産予定日を基準として算出した月数

診断指標

① 出生日（早産児の場合は出産予定日）を 0 日として起算した月数

類型4 児の状態

PDP 411 健康状態 良好

定義 身体的状態が生後日数に応じて正常範囲にある状態

診断指標

① 熱感がない
② 1〜3日に1回の排便がある
③ 1日に5〜6回以上の排尿がある
④ 活気があり機嫌がよい
⑤ 哺乳状態(吸啜力・哺乳力)が良好である
⑥ 皮膚の艶がよく弾力がある

PDP 412 健康状態 要経過観察

診断指標の一部に合致しない点がみられるが，しばらく様子をみたい時に用いる

例
- □便秘
- □湿疹
- □母子健康手帳に示す便色カード1〜3

PDP 413 健康状態 要精査

診断指標の全部あるいは一部に逸脱があり，異常・疾病が疑われ，医師の診断を要する状態の時に用いる

例
- □病的嘔吐
- □病的湿疹
- □なんとなくおかしい
- □肝機能障害
- □母子健康手帳に示す便色カード4以上

PDP 421 発育・発達状態 良好

定義 発育・発達が月齢に応じている状態

診断指標

① 体重増加量が正常範囲である
② 皮下脂肪(丸み・弾力性・光沢)が発達し増大している
③ 身長・頭囲・胸囲が発育曲線に沿っている.
④ 原始反射が月齢に応じている
⑤ 追視をしたり声かけに反応している

PDP 422 発育・発達状態 要経過観察

診断指標の一部に合致しない点がみられるが，しばらく様子をみたい時に用いる

例 □ 体重増加不良
□ 発育遅延
□ 発達遅延

PDP 423 発育・発達状態 要精査

診断指標の全部あるいは一部に逸脱があり，異常・疾病が疑われ，医師の診断を要する状態の時に用いる

例 □ 体重増加不良
□ 聴覚異常
□ 発育遅延
□ 視覚異常

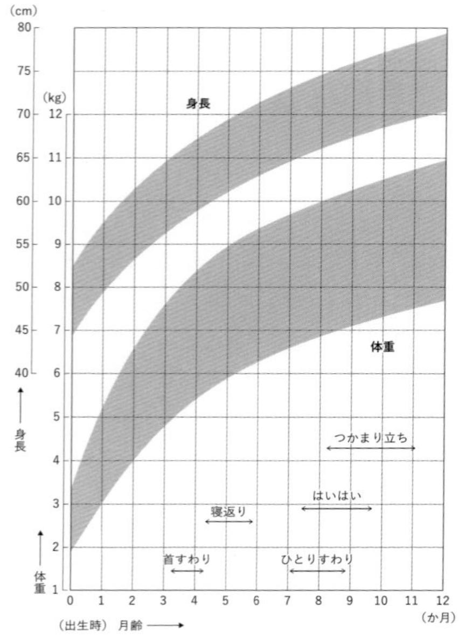
男の子の乳児身体発育曲線(平成22年調査)
(cm) 80 75 70 65 60 55 50 45 40
身長
(kg) 12 11 10 9 8 7 6 5 4 3 2 1
体重
身長
体重
つかまり立ち
はいはい
寝返り
首すわり
ひとりすわり
0 1 2 3 4 5 6 7 8 9 10 11 12 (か月)
(出生時) 月齢

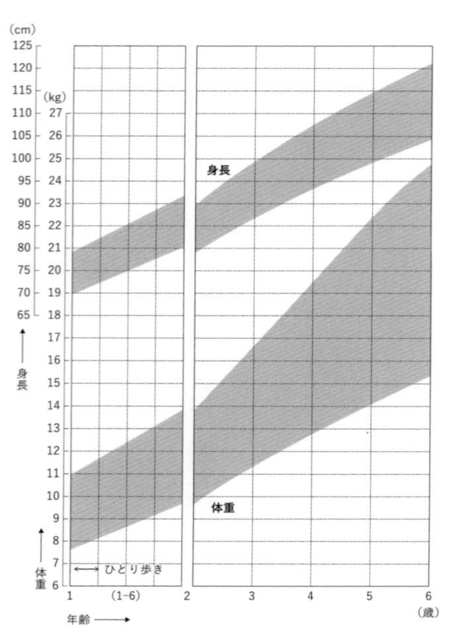
男の子の幼児身体発育曲線(平成22年調査)
(cm) 125 120 115 110 105 100 95 90 85 80 75 70 65
身長
(kg) 27 26 25 24 23 22 21 20 19 18 17 16 15 14 13 12 11 10 9 8 7 6
体重
身長
体重
ひとり歩き
1 (1-6) 2 3 4 5 6 (歳)
年齢

女の子の乳児身体発育曲線(平成22年調査)

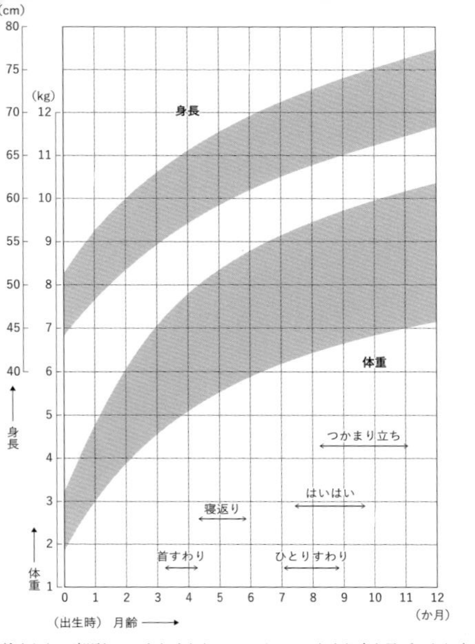

女の子の幼児身体発育曲線(平成22年調査)

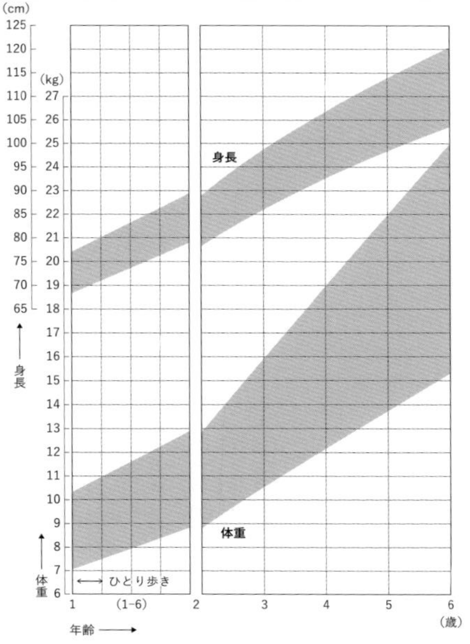

首すわり，寝返り，ひとりすわり，はいはい，つかまり立ち及びひとり歩きの矢印は，約半数の子どもができるようになる月・年齢から，約９割の子どもができるようになる月・年齢までの目安を表したものです．

身長と体重のグラフ：帯の中には，各月・年齢の 94 パーセントの子どもの値が入ります．乳幼児の発育は個人差が大きいですが，このグラフを一応の目安としてください．なお，２歳未満の身長は寝かせて測り，２歳以上の身長は立たせて測ったものです．〔厚生労働省平成 22 年乳幼児身体発育調査報告〕

類型1 精神・心理的生活行動

PDH 111 情緒 安定

定義 感情の調整ができ，落ち着いて行動している状態

診断指標

① 表情が穏やかである
② 笑顔がみられる
③ 喜怒哀楽を表出できる
④ 筋道をたてて話せる
⑤ 身なりが整っている
⑥ 時間の管理ができる
⑦ 家の中の整理ができる

PDH 112 情緒 要支援

診断指標の一部に合致しない点がみられる時に用いる

例
- □ 無表情
- □ 落ち着きがない
- □ 多弁
- □ 涙もろい
- □ 不潔
- □ 自殺企図
- □ 妄想がある
- □ 視線が合わない

類型 2 社会的生活行動

PDH 211 家族関係 良好

定義 家族内の人間関係が円満に保たれている状態

診断指標

① 家族内に共通の話題がある
② 相互に労っている
③ 生活習慣，家族内行事を大切にしている
④ 相互に関心を示している
⑤ 何でも話し合える
⑥ 家族内の話題を明るい表情で話す
⑦ 相互に連絡をとることができる

PDH 212 家族関係 要支援

診断指標の一部に合致しない点がみられる時に用いる

例 □家族に対する不満
□家族内におけるコミュニケーション不足

PDH 221 役割調整 適切

定義 児を迎えての家族間の役割変化を認識し，調整できている状態

診断指標

① 家族が母児を受け入れている
② 産後期の家族間の役割が明確である
③ 児と上の子の関係がよい
④ 家族・親族の協力がある
⑤ 児と祖父母の関係がよい
⑥ 社会資源を活用している

PDH 222 役割調整 要支援

診断指標の一部に合致しない点がみられる時に用いる

例 □役割調整不足　□家族関係不良　□支援者不足
□社会資源の活用不足

●子育て世代包括支援センターにおける支援のイメージ

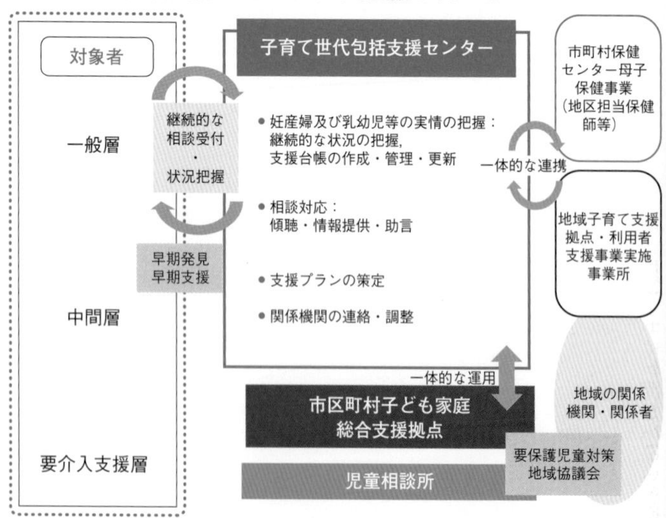

〔厚生労働省：子育て世代包括支援センター業務ガイドライン，p9 平成29年8月，より〕

●産後の母子に関するサービス

	産後月数	1 か月	2 か月	3 か月	4 か月	5 か月	6 か月	7 か月	8 か月	9 か月	10 か月	11 か月	12 か月
事業	母子保健法	新生児訪問		（生後 28 日以内，里帰りの場合 60 日）									
		産後ケア事業（市区町村の努力義務，4 か月までは原則助産師が対応）											
		産前・産後サポート事業（実施主体市区町村・一部委託，妊娠初期から産後 1 年まで）											
	児童福祉法等	乳児家庭全戸訪問事業				（訪問者は子育て経験者なども入れた幅広い人材）							
		養育支援訪問事業（市区町村における訪問支援・公的支援につながっていない児童，3〜5 歳まで拡充）											
					ファミリー・サポート・センター事業（市区町村により開始時期は異なる）								
	児童手当法	子ども手当金（月額 15,000 円，3 歳まで，所得制限あり．高額所得者は一律 5,000 円）											
	労働基準法	産後休業		育児時間（1 日 2 回，30 分）									
	育児・介護休業法			育児休業（原則 1 歳 6 か月まで）									
施設	市区町村	保健センター											
		子育て世代包括支援センター（母子健康包括支援センター）											
		地域子育て支援拠点（民間もあり）											
				保育所（認可により民間もあり）									
					児童館（認可により民間もあり）								
	都道府県	保健所・保健センター（政令市もあり）											
		児童相談所・福祉事務所											

類型3 出産育児行動

PDH 311 出産後の心身の変化への対処行動 適切

定義 出産による心身の変化を受け入れ対処している状態

診断指標

① 現在の症状が出産によるものであることをわかっている
② 症状を軽減する方法を知っている
③ 自分なりに対処している
④ 必要時支援を得ている

PDH 312 出産後の心身の変化への対処行動 要支援

診断指標の一部に合致しない点がみられる時に用いる

例 □対処法をもっていない
□不適切な対処行動

PDH 321 育児に向き合う姿勢 適切

定義 児の状態に応じて適切な反応ができている状態

診断指標

① 育児技術ができている
② 児を愛称でよんでいる
③ 児の表情や行動に反応している
④ 児と目と目を合わせている
⑤ 子どものかかりつけ医がいる
⑥ 気楽に相談できる専門職がいる

PDH 322 育児に向き合う姿勢 要支援

診断指標の一部に合致しない点がみられる時に用いる

例 □児に声をかけない　□ぎこちない育児技術
□児と目を合わせない　□育児に対する強いこだわり

●ボンディング障害(定義)

我が子を愛おしく思い，親として守ってあげたいと思うといった，親が子どもに抱く情緒的絆が欠如している状態

〔日本産科婦人科学会，日本産婦人科医会，周産期メンタルヘルス学会：周産期メンタルヘルスコンセンサスガイド 2017，p.96 より〕

●ボンディング障害が疑われる症状

子どもとの情緒的絆が感じられず，子どもに無関心な様子	子どもを抱く，授乳するなどの養育行動がみられない，子どもが泣いても反応がない等，母性本能が欠如しているように感じられる．
子どもを拒絶する様子	妊娠中，妊娠を後悔している様子がみられる，おなかを叩く，「産みたくない」と言う等，妊娠・出産を現実的なものとして捉えたくないような言動がみられる．産後，「子どもをかわいいと思えない」「子どもを育てる自信がない」等の発言がみられ，子どもの世話を拒否する様子がみられる．
子どもに対する怒り	子どもが泣き止まない，母乳を飲まない等にイライラし子どもに対して怒鳴ったり罵ったりする．

〔日本産科婦人科学会，日本産婦人科医会，日本周産期メンタルヘルス学会：周産期メンタルヘルスコンセンサスガイド 2017，p97 より改変〕

PDH 331 授乳行動 適切

定義 乳房の状態や児の月齢に応じた授乳ができている状態

診断指標

① 児の状態に合わせて授乳している
② 乳房の状態に合わせて授乳している
③ 授乳姿勢や吸着状態がよい
④ 授乳量に応じて人工乳を補足している

PDH 332 授乳行動 要支援

診断指標の一部に合致しない点がみられる時に用いる

例
- ☐ 母乳への過剰なこだわり
- ☐ 授乳不足
- ☐ 乳房の状態と授乳方針の不一致

PDH 341 安全 良好

定義 感染予防や事故防止がなされ安全が確保されている状態

診断指標

① 感染に対する配慮(手洗い・清潔・予防接種など)がされている
② 窒息に対する配慮がされている
③ 転落(ベッド，ソファーなどから)に対する配慮がされている
④ 熱傷(低温熱傷)に対する配慮がされている
⑤ 物品の落下に対する配慮がされている

PDH 342 安全 要支援

診断指標の一部に合致しない点がみられる時に用いる

例
- □ 予防接種を受けていない
- □ ベッドの周囲に危険物がある
- □ 室内に物が散乱している
- □ 不適切なペットの飼育

(予防接種に関しては新生児期 177 頁を参照)

索引

数字・欧文

和文

あ行

か行

さ行

た行

な行

は行

ま行

や行

ら行